"

推行全程健康管理，
开启帕金森病等慢性疾病患者的
健康新生活。

"

U0284334

周登峰

中国健康管理协会副会长

中国健康管理协会远程健康专业委员会主任委员

帕金森病健康管理手册

主 编

徐 欣 中国人民解放军总医院第一医学中心
神经外科医学部

主 审

凌至培 中国人民解放军总医院海南医院
神经外科

编 委（以姓氏笔画为序）

邬剑军 复旦大学附属华山医院神经内科

苏 闻 北京医院神经内科

张世忠 南方医科大学珠江医院神经外科

张克忠 江苏省人民医院神经内科

陈 玲 中山大学附属第一医院神经内科

孟凡刚 首都医科大学附属北京天坛医院神经外科

梅珊珊 首都医科大学宣武医院神经内科

人民卫生出版社

·北 京·

图书在版编目（CIP）数据

帕金森病健康管理手册 / 徐欣主编. —北京：人
民卫生出版社，2023.3
ISBN 978-7-117-34021-2

Ⅰ.①帕… Ⅱ.①徐… Ⅲ.①帕金森综合征－防治－
手册 Ⅳ.①R742.5-62

中国版本图书馆 CIP 数据核字（2022）第 208466 号

帕金森病健康管理手册

Pajinsenbing Jiankang Guanli Shouce

主　　编	徐　欣
出版发行	人民卫生出版社（中继线 010-59780011）
地　　址	北京市朝阳区潘家园南里 19 号
邮　　编	100021
印　　刷	北京顶佳世纪印刷有限公司
经　　销	新华书店
开　　本	889×1194　1/32　　印张:5
字　　数	58 千字
版　　次	2023 年 3 月第 1 版
印　　次	2023 年 3 月第 1 次印刷
标准书号	ISBN 978-7-117-34021-2
定　　价	59.00 元

E － mail　　pmph @ pmph.com

购书热线　　010-59787592　010-59787584　010-65264830

打击盗版举报电话　010-59787491　　E-mail　WQ @ pmph.com

质量问题联系电话　010-59787234　　E-mail　zhiliang @ pmph.com

数字融合服务电话　4001118166　　　E-mail　zengzhi @ pmph.com

序

　　帕金森病是常见于中老年人的神经系统退行性疾病。据统计，目前我国 60 岁以上人口中有 362 万名帕金森病患者，随着我国人口的老龄化，到 2030 年患病人数可能会达到 500 万。帕金森病患者的人口数量较为庞大，从年轻人到老年人均有发病。

　　帕金森病症状比较复杂，常见的运动症状包含动作缓慢、肌肉僵硬、震颤、平衡及步态障碍等运动症状，非运动症状包含感觉症状（嗅觉、疼痛）、睡眠障碍（失眠、早醒、白日睡眠增多、不安腿综合征、快速眼动期睡眠行为障碍等）、精神症状（幻觉、妄想、焦虑、抑郁等）、自主神经障碍（直立性低血压、便秘等）。疾病过程中还会包含有运动波动、运动并发症及认知障碍等。

最新的帕金森病治疗指南指出帕金森病的治疗方式需要尽早治疗、全程管理、多学科协作、个体化诊疗，包括药物、手术、心理和康复等综合手段。

在帕金森病的诊治过程中，患者的健康教育非常重要。

徐欣医生长期从事帕金森病的诊治工作，特别是帕金森病中、晚期疾病的管理工作，了解帕金森病患者对科普知识的需求。本书运用简单易懂的语言和形象生动的图片，从认识我们的脑、抓住帕金森病——诊断那些事儿、把药物治疗讲清楚、把外科治疗讲清楚、帕金森病康复及居家照料、谣言粉碎机六个方面，给帕金森病患者一个非常全面的讲解，对帕金森病患者的诊治、生活质量的提高，提供了可反复阅读、可收藏的文字资料。

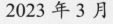

陈海波

中华医学会神经病学分会帕金森病及
运动障碍学组组长
中国医师协会神经内科医师分会副会长
北京医院神经内科首席专家
北京大学医学部神经病学系副主任、教授
2023 年 3 月

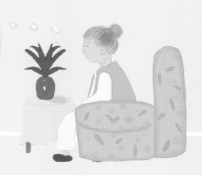

前言

　　帕金森病（Parkinson disease，PD）是常见于中老年人的神经系统退行性疾病。我国65岁以上的老年人帕金森病的患病率是17‰，即平均每1 000个65岁以上的老年人中有17个帕金森病患者。随着年龄增长，帕金森病患病率逐渐升高，80岁以上的老年人帕金森病患病率可以达到4%。据统计，目前中国60岁以上人口中有362万名帕金森病患者。随着我国人口的老龄化，预计到2030年帕金森病患者可能会达到500万人。

　　近年来，帕金森病呈现年轻化的趋势，已有十几岁的孩子出现帕金森病症状的病例，青年性帕金森病患者日益增多。

　　帕金森病的症状复杂且多样，除了看得见

的动作缓慢、肌肉僵硬、震颤、平衡及步态障碍等运动症状，还有很多看不见的非运动症状，包括感觉症状（疼痛）、睡眠障碍（失眠、早醒、白日睡眠增多等）、精神症状（幻觉、焦虑、抑郁等）、自主神经障碍（如直立性低血压）。

最新的帕金森病治疗指南提示帕金森病的治疗方式需要全程、全面、个体化进行。疾病早期以药物治疗为主（根据患者不同年龄、不同治疗效果的需求，选择不同的药物治疗方案）。中、晚期以手术治疗为主（主要为脑深部电刺激手术，deep brain stimulation，DBS）。康复治疗和心理治疗贯穿帕金森病治疗的始终。

帕金森病患者数量大，人群范围广泛、症状复杂、治疗方案多样化，目前帕金森病患者对疾病的认知方面存在一些误区。我在临床工作中发现了不少让人担忧的现象：有些患者认为帕金森病是绝症，没办法治疗，每天处于绝望的状态，以泪洗面，甚至出现因为不想给家庭和孩子带来负担，自我放弃的现象；有些患者因为担心药物的不良反应，不能在正确的时段开始药物治疗，或擅自更改药物种类和药物剂量、私自停药减药，造成很多的不良效应；还有些患者对脑深部电刺激手术不了解，错过了最佳手术治疗窗口。针对这些情况，在临床的工作中，我经常会利用短暂的门诊时间，通过纸笔，给患者讲解，边画边说，如此重复。因为经常是一个同样的问题须反复给不同患者讲解，基于这种现象，我萌生了写书的念头。希望通过系统地形象化讲解，通过读得懂、看得清的方法，给患者提供详细生动的文字资料，以供患者反复阅读。可给患者对疾病的理解、对治疗方法的正确使用、实现高质量的生活，提供有用的资料。

在此，感谢在本书出版创作过程中给予支持的同事和家人们，你们的付出，是本书出版的基础。在准备工作中，为了达到形象化的特点，特邀请了理解帕金森病知识并具有绘画能力的凌晨，她使用简单易懂的方式，为本书创作了约 30 幅漫画，同时也非常感谢协助我整理本书文字内容的几位朋友。最后，感谢中国健康管理协会神经调控全程管理专业委员会的大力支持！在图书的编纂中可能会出现一些不妥或错漏，恳请同行和读者在阅读时提出批评和宝贵意见。

徐欣

2023 年 3 月

目录

第一章　认识我们的脑

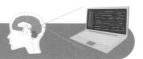

第二章　抓住帕金森病
——诊断那些事儿

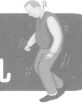

第三章　把药物治疗讲清楚

第四章　把外科治疗讲清楚

第五章 帕金森病康复及居家照料

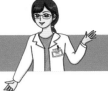

第六章　谣言粉碎机

第一章
认识我们的脑

在了解帕金森病前，先来认识脑。脑位于颅腔内，被称为世界上功能最全、储存量最大、程序最复杂的"电脑"。

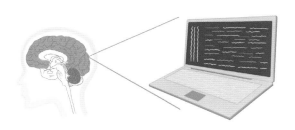

一、脑的基本结构

脑是中枢神经系统的主要部分，由大脑、小脑、间脑、脑干（脑干包括中脑、脑桥和延髓）组成，重量约为 1.4 千克（kg），约占人

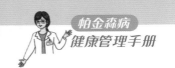

体总重量的 2%，其中 80% 的成分是水。大脑表面称为大脑皮质，若将褶皱全部展开，面积可达 2 200 平方厘米，大小正好相当于一张报纸。

二、脑内各部分的主要功能

大脑又称为端脑，是脑中最大、最复杂的一部分，是人类神经系统最高级的部分，是思维活动的器官。大脑包含皮质、髓质和基底神经节。其中，大脑皮质是高级神经活动的物质基础，是身体全部功能的最高调节器官。基底神经节与大脑皮质及小脑协同调节随意运动、肌张力和姿势反射，也参与复杂行为的调节。

小脑是躯体运动的协调中枢，主要反映身体各部的位置和运动状态。

间脑是大脑的"入口区"，是自主神经系统的皮质下高级中枢。间脑一般被分成丘脑、丘脑上部、丘脑下部、丘脑底部和丘脑后部五个部分。其中，丘脑负责感觉的中继（中间传递）、控制运动，下丘脑保持身体的恒常性（持续的正常状态）。

脑干是连接大脑、小脑和脊髓的桥梁。脑干包含许多神经调节中枢，可维持身体的正常生理活动，包括心跳、呼吸、体温、睡眠、消化等生理功能。

三、什么是神经递质？常见的神经递质有哪些

神经递质在帕金森病的进程中，有着重要作用。神经递质是指从神经末梢合成和释放的特殊的化学物质，该物质能识别和结合于相应的受体，随后通过一系列信号传导途径，最终产生生物学效应。简单来说，神经递质是神经元之间或者神经元与其他细胞之间传递信息的一种化学物质，类似快递公司，把一件东西从一个地方传递到另外一个地方。按照生理功能的不同，神经递质可分为兴奋性递质和抑制性

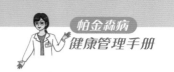

递质两大类。我们常听到的神经递质有多巴胺、乙酰胆碱、5- 羟色胺、肾上腺素、去甲肾上腺素、谷氨酸等。请记住这些神经递质，它们和帕金森病的发生发展有重要关系。

四、什么是神经元、场电位

神经元，即神经细胞，是构成神经系统结构和功能的最基本单位。高度发达且十分精密的人类脑组织结构，可以对体内外各种各样的刺激——过筛、鉴别和做出有利于身体的反应和心理活动，这些都是神经细胞活动的结果。

人体内约有 100 亿个神经元，种类很多，大小、形态以及功能相差很大。不同的神经元有不同的功能。一直以来被广为接受的观念是，不同的神经元含有各自的活性物质，如多巴胺能神经元可以产生多巴胺。目前的研究显示，单一神经细胞内共存有多种神经递质。

使用直径小于 20 微米（μm）的微电极，

可以记录单个神经元胞外的动作电位，叫作单神经元放电。记录某个区域内的多个神经元活动的震荡，叫作局域场电位。

帕金森病是常见于中老年的神经退行性疾病，其黑质多巴胺能神经元变性、凋亡，多巴胺缺乏，导致黑质纹状体通路的多巴胺递质缺少，引起苍白球内侧（Gpi）和丘脑底核（STN）神经元兴奋性增高。通过微电极记录，可以发现帕金森病患者的 Gpi 和 STN 感觉运动区的单个神经元呈现高频、不规则的放电模式，其场电位记录则表现为 ß 震荡，频率为 13 ~ 30Hz。

五、什么是震颤细胞

震颤细胞又称为震颤神经元。帕金森病患者的手、脚在静止状态下，会出现不自主的、有节律的 4 ~ 6Hz 的震颤现象。这种现象与 STN 发出的异常神经元活动相关，这种异常

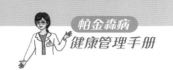

神经元活动的节律也是 4～6Hz。目前认为，这种引起患者肢体震颤、脑内震颤为 4～6Hz 的神经元，就是震颤细胞。特发性震颤患者在丘脑腹侧核也能记录到这种放电。

当帕金森病患者的手脚活动起来时，脑内的震颤细胞会被分解，帕金森病患者肢体的震颤同时也消失了。

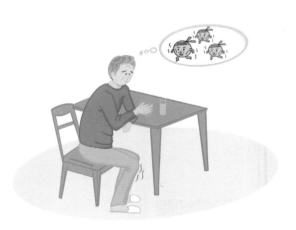

六、只有帕金森病患者才有震颤细胞吗

健康者脑内没有震颤细胞。在帕金森病和特发性震颤患者脑内相关神经核团，能记录到

这种在健康者或其他疾病患者脑内都不具有的震颤细胞，它是帕金森病和特发性震颤患者的生物标志物，与疾病的发病机制相关。

在健康情况下，大脑内的神经元活动、神经递质的传导是非常稳定、平衡和有序的。当神经递质失衡时就会产生异常神经元活动，如震颤细胞。此时，可引起患者出现不同类型的震颤，引起帕金森病或特发性震颤等病症。

七、帕金森病的发病机制是什么

帕金森病的发病机制可能与黑质纹状体多巴胺能神经元进行性变性和死亡相关。相关研究显示：不同神经元会产生不同的神经递质，多巴胺能神经元可以生成多巴胺这种神经递质。当各种原因导致脑内的多巴胺能神经元凋亡时，多巴胺递质分泌减少、代谢障碍，另一种神经递质——乙酰胆碱就相应地增多。随着多巴胺与乙酰胆碱之间的平衡被打破，人的动

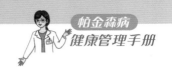
作或行为就会出现改变，例如出现震颤、僵直、行动缓慢等帕金森病症状，甚至可能出现不能维持身体平衡的症状。

帕金森病的发病机制非常复杂，现在有多种研究成果，如多巴胺能神经元凋亡、路易小体形成、黑质纹状体传导功能异常等，但还是有许多未解之谜。随着医学专家对帕金森病研究的深入，各种帕金森病发病机制的学说也越来越多，这些都将有助于医学界更好地认识帕金森病，进而治疗帕金森病。

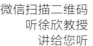

第二章
抓住帕金森病
——诊断那些事儿

一、自测帕金森病

如果怀疑自己得了帕金森病，不妨先问问自己下列这些问题（根据国际通用帕金森筛查量表）。

（1）你从椅子上起立有困难吗？

（2）你写的字和以前相比是不是变小了？

（3）有没有人说你的声音和以前相比变小了？

（4）你走路容易跌倒吗？

（5）你的脚是不是有时突然像粘在地上一样抬不起来？

（6）你的面部表情是不是没有以前那么丰富了？

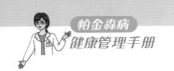
（7）你的胳膊或者腿在紧张时会颤抖吗？

（8）你自己系扣子或者系鞋带感觉笨拙不灵活吗？

（9）你走路时是不是脚迈小碎步向前冲？

如果有 3 项以上选择"是"，就高度怀疑是帕金森病，需要尽快到医院就诊。

当然，帕金森病还有一些症状，例如嗅觉减退、睡梦中手舞足蹈、便秘、抑郁、焦虑等，这些症状也有一定的提示意义，需要提高警惕。

二、如何判断帕金森病处在什么阶段

不同阶段的患者，表现出来的症状也不一样。目前临床上最常用的方法就是 Hoehn-Yahr 分期，这是由 Melvin Yahr 和 Margaret Hoehn 两位作者于 1967 年在美国 *Neurology* 上发表的标准。根据 Hoehn-Yahr 分期，把帕金森病患者的临床症状由轻到重分为以下 8 期。

0 期：没有症状。

1 期：患者一侧肢体出现症状，运动障碍不是很明显，对日常生活影响不大。

1.5 期：患者一侧肢体出现症状，并影响到躯干中轴的肌肉，或另外一侧肢体可疑受累。

2 期：患者两侧肢体或躯干均出现症状，但没有平衡功能障碍。

2.5 期：患者两侧肢体或者躯干均出现症状，并出现姿势平衡功能障碍，但可以自己纠正。

3 期：患者两侧肢体及躯干均出现症状，并出现姿势平衡功能障碍，牵拉试验无人保护时可摔倒。日常生活需要一些帮助。

4 期：患者两侧肢体及躯干均出现症状，日常生活需要大量帮助。

5 期：患者两侧肢体及躯干均出现严重症状，严重姿势平衡功能障碍，日常生活需要全面帮助。

具体如何来判断自己的病情处在哪个分期，建议寻求专科医生的帮助。

帕金森病患者从患病到生命终结，整个周期可能有二三十年，甚至更长时间。部分患者在确诊帕金森病的前 10 年，可能已经出现便秘、嗅觉减退，晚上睡觉大喊大叫等临床前期症状。而大多数人是在出现震颤、僵直、行动缓慢等典型的帕金森病症状时，才会选择就医，进而被确诊。

随着疾病的进展，患者还可能出现冲动控制障碍、幻觉、痴呆等精神问题。

三、首次就诊的患者，应该注意什么

首次就诊的患者，最好向医生提供以下信息。

（1）说明患病的起始时间：描述最早出现症状的时间。

（2）起始症状：描述最早出现的症状和

出现症状的部位。

（3）用药情况：如果患者服用过帕金森病相关药物，需要向医生提供用药信息、用药效果等。

（4）自身情况：描述患病后的睡眠、活动、大小便和情绪状态等情况。

（5）描述既往史：就诊时携带既往看病资料，包括病历本、影像学资料、常用药物等。必要时向医生详细描述既往其他疾病及治疗等信息。

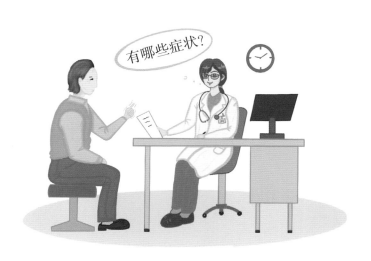

有哪些症状？

四、哪些原因会导致帕金森病

帕金森病由英国医生詹姆士·帕金森（James Parkinson）于 1817 年首先报道并系统描述，后人用他的名字命名了该病。目前的研究显示，帕金森病形成的原因主要和以下 3 个因素相关。

（1）年龄因素：随着年龄的增长，大脑功能出现退化，导致帕金森病。

（2）环境因素：因工作、生活中接触有毒的气体、消毒剂等，或者曾经有过一氧化碳中毒史的人，患帕金森病的可能性更高。

（3）遗传因素：帕金森病患者中仅 5%～10% 的人有家族史，大部分还是散发病例。目前已有 20 余个致病基因与家族性帕金森病相关。

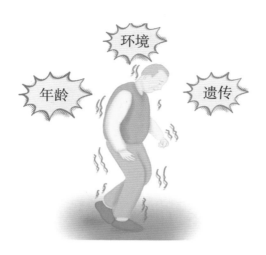

　　帕金森病是一个复杂的、综合性因素导致的疾病，并不是某个单一因素直接导致的。

五、帕金森病会传染吗

　　从目前的研究来看，帕金森病不会传染。数据显示，帕金森病在 60 岁以上人群中的患病率约为 1.7%，夫妻同时或先后患病的概率非常小。

六、帕金森病会遗传吗

　　临床上，只有 5% 左右的帕金森病患者存

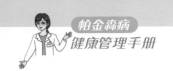

在遗传的可能，但是最终是否发病和其他一些综合因素相关。也就是说，即便存在帕金森病遗传基因，最后可能发病，也可能不发病。

总而言之，家中亲人有帕金森病病史，其直系亲属患帕金森病的概率比没有家族病史的人概率高。但是坚持锻炼、保持健康饮食、保持良好心态等对预防疾病是有帮助的。

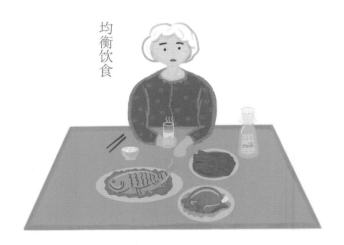

均衡饮食

七、通过基因检测可以预防帕金森病吗

需要明确的是，遗传基因无法干预。根据其遗传方式的不同，可分为常染色体显性遗

传、常染色体隐性遗传。因此，即便家族中有帕金森病遗传基因，也不代表下一代一定会患帕金森病。日常生活中尽量不接触有毒气体，不要太劳累，保持健康的生活方式，增强体质，避免大脑过度老化，就能减少出现帕金森病的可能。

八、为什么越来越多的年轻人患帕金森病

帕金森病是一种中老年人的常见疾病，但目前被诊断的年轻人越来越多，不仅与临床诊断技术发展使得很多年轻患者在疾病早期得到明确诊断相关，还可能和基因突变相关。

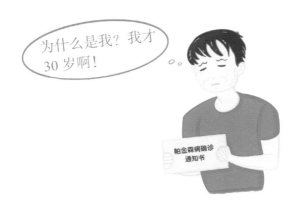

九、帕金森病会影响患者的寿命吗

帕金森病不是致命性疾病，可以通过药物、手术、康复等综合手段很好地控制症状。由于疾病的进展相对缓慢，经过及早规范的治疗，部分患者可以在患病 10 年甚至更长的时间都保持良好的状态。

虽然帕金森病对患者的寿命影响不大，但是不及时、不规范的治疗，容易导致患者身体功能下降，甚至生活不能自理，出现各种并发症，进而影响寿命。

十、帕金森病有哪些症状表现

帕金森病的症状比较复杂，主要分为看得见的运动症状和看不见的非运动症状两大类。

1. 运动症状

（1）静止性震颤：患者只有在静止状态下，才会出现手、脚的震颤抖动。一旦吃饭或者干活儿，手、脚就会停止抖动。

（2）行动缓慢：患者走路、说话、握手等所有的动作都变慢，就像屏幕里播放的慢动作一样。

（3）肌肉僵直：如果扳动帕金森病患者的手腕、上臂、下肢等，会感觉特别沉、不灵活，就像铁棍一样，患者无法完成做针线活等对手指控制的精细动作。

（4）平衡失调：患者站不稳，走路会向一边或者向前冲，容易跌倒。

对于上述四大症状，有的患者只表现出一种症状，有的患者出现两三种症状，有的患者可以出现全部症状。

2. 非运动症状

（1）自主神经功能的障碍：出现直立性低血压、夜尿增多、出汗异常、便秘等。

（2）嗅觉失灵、视觉障碍、疼痛、味觉丧失等感觉障碍。

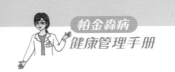
（3）失眠、早醒、白日睡眠增多、不安腿综合征、快速眼动期睡眠行为障碍等睡眠症状。

（4）抑郁、焦虑、幻觉、妄想、冲动控制障碍等精神症状。

（5）认知功能减退。

需要注意的是，不同患者出现的症状差异性很大，有的患者很早就出现症状，有的患者很晚才出现症状；有的患者病程长、病情不一定重，有的患者病程短、病情却非常严重。此外，不能单凭某个症状就自己判断患有帕金森病。如果怀疑自己患病，建议尽早到医院寻求相关医生的帮助，早诊断、早治疗。

十一、哪些疾病容易被误认为帕金森病

以下是易与帕金森病混淆的 3 种疾病。

（1）特发性震颤：这种疾病也表现为震颤，但是与帕金森病的震颤不一样。帕金森病

的震颤表现为静止性震颤，即手脚不活动的时候出现震颤抖动；特发性震颤表现为动作性震颤，患者安静时不抖，但是在喝水、写字时，手会出现震颤抖动。

（2）其他类型的帕金森综合征：包括继发性帕金森综合征、帕金森叠加综合征和遗传变性帕金森综合征。从名字上看，这些疾病非常容易被混淆。从症状上看，帕金森病与帕金森综合征都可能有动作慢、肌肉僵直和/或震颤的表现。但他们的起始症状、演变过程和对药物的反应有很多不同。比如帕金森病的"僵"大多数是从一侧肢体开始，逐渐向另一侧肢体演变；而有些帕金森综合征最初的症状可能是以颈部僵直为主。

（3）某些老年性疾病：很多老年性疾病表现为腿脚不灵活、行动缓慢，但与帕金森病的"慢"不太一样。帕金森病患者在"慢"的同时会伴有肢体僵硬或肢体震颤。

十二、什么是帕金森综合征

帕金森综合征从广义上来说是一组体征、症状或其他表现集合而成的病症，有六大主症：静止性震颤、肌肉僵直、运动缓慢、姿势反射消失、屈曲姿势和"冻结"。帕金森综合征包括原发性帕金森病、继发性帕金森综合征、帕金森叠加综合征和遗传变性帕金森综合征。如果将帕金森综合征比喻成一个中心，那么帕金森病相当于这个中心下的一个部门。目前，临床上所说的帕金森综合征一般是狭义的，是不包括原发性帕金森病在内的其他疾病总称。原发性帕金森病和其他帕金森综合征有一定的相似性，但也有一定的区别，虽然同属一个家庭，但各自又有独立的疾病特点。

因为各个疾病的发病机制不同，所以原发性帕金森病和帕金森综合征的治疗方法不同，患者生活质量的改善也是不一样的。

十三、帕金森病会越来越重吗

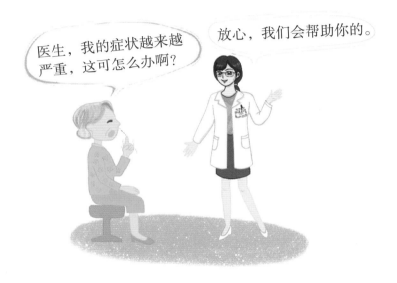

　　帕金森病是一种神经退行性疾病，随着病程延长，帕金森病患者的症状确实会逐渐加重。研究发现，当帕金森病患者出现症状时，脑内神经元的丢失已经达到 70% ～ 80%。随着病情的发展，神经元还会继续凋亡，多巴胺递质的分泌也会更少，各种症状相继出现，这样就会显得病情更重了。

神经退行性疾病与老化有一定的关系，目前的科学方法无法根治原发性帕金森病。但是帕金森病患者也不必太过悲观，这种病不是绝症，经过药物、外科手术等方法的综合治疗，可以控制疾病，恢复正常生活，延长寿命。

十四、帕金森病患者应该到哪个临床科室就诊

如果怀疑得了帕金森病，诊治初期建议先去神经内科。随着医学的发展，一些大型医疗机构对神经内科和神经外科没有进行明确划分，统称为神经系统疾病中心或脑系疾病中心，患者可以去该中心就医。

如果帕金森病发展到中、晚期，则需要手术治疗，患者可以去神经外科、脑系疾病中心的分支——功能神经外科，寻求专业医生的帮助。

十五、什么是帕金森病痴呆

帕金森病进展到中、晚期时，患者会出现

认知功能障碍，比如无法正常交流、记忆减退、定向力差、注意力不集中、执行功能下降、视空间能力障碍等，同时还可能出现精神行为异常，此时，医生称其为帕金森病痴呆。帕金森病痴呆是帕金森病的非运动症状，与疾病发展相关，一般发生在病后数年或10年以上。

十六、帕金森病痴呆和阿尔茨海默病有什么区别

帕金森病痴呆和阿尔茨海默病是完全不同的两种疾病。

（1）时间不同：帕金森病在中、晚期才会出现记忆不好、定向力差、交流障碍等问题。阿尔茨海默病在疾病初期就会表现出记忆不好，以近期情景记忆损害为主，即对刚发生的事情不能回忆。

（2）症状不同：阿尔茨海默病的表现以记忆减退、认知障碍、精神症状为主，没有帕

金森病患者行动缓慢、肢体僵硬或震颤等肢体运动障碍。

（3）治疗方式不同：帕金森病初期以药物治疗为主，中、晚期以药物结合手术治疗为主。阿尔茨海默病则是以药物治疗为主、手术治疗为辅。

（4）脑结构改变不同：帕金森病患者的核磁一般同健康同龄人，未见明显的脑组织改变。阿尔茨海默病患者的核磁可见明显的脑组织萎缩，以双侧海马为主。

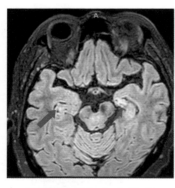

原发性帕金森病患者
磁共振影像

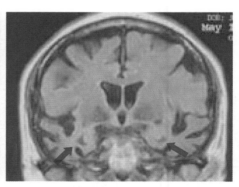

阿尔茨海默病患者
磁共振影像

十七、帕金森病患者出现头晕、双下肢无力是怎么回事

　　帕金森病初期，患者很少出现头晕、双下肢无力的现象。如果疾病初期出现这种情况，可能要怀疑是帕金森综合征，而不是原发性帕金森病。

　　当帕金森病发展到中、晚期，患者出现头晕、双下肢无力，需要警惕直立性低血压。直立性低血压是由于体位的改变，如从平卧位突然转为直立位后，收缩压较平卧位时下降20mmHg 或舒张压下降 10mmHg，即为直立性低血压。帕金森病患者会出现站立不稳、头晕目眩等表现。对正常人来说，体位变化带来血压波动很快能恢复，而对于帕金森病患者，这种血压波动有的时候很难恢复。

　　帕金森病患者容易出现直立性低血压主要有以下几个原因。

　　（1）帕金森病疾病本身所致：中、晚期帕

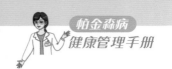
金森病患者出现这种症状的概率大约在 60%。

（2）与服用的帕金森病治疗药物相关：帕金森病治疗药物复方左旋多巴和多巴胺受体激动剂均有降血压的作用，特别是这两种药物大剂量使用时更明显。

（3）与患者本身所患高血压病的进展和 / 或使用降压药物有关。

（4）与帕金森病治疗药物及降压药物联合用药有关。

（5）与长期缺少蛋白饮食有关：服用左旋多巴治疗帕金森病的患者，需要控制蛋白质的摄入量，避免蛋白质与左旋多巴的相互作用，降低用药效果。一般而言，帕金森病患者蛋白质的摄入量要求为每天每千克体重不超过 0.8 克（g）。但是长期低蛋白饮食会导致直立性低血压的出现。

十八、直立性低血压对帕金森病患者有什么影响

直立性低血压对帕金森病患者的影响比较大。

（1）增加摔倒等意外事件的发生：除了头晕，患者还会表现出全身无力、视物模糊等症状，严重时可能出现晕厥，导致摔倒等意外事件。

（2）出现认知功能障碍、智力减退。

（3）减少社交，加重帕金森病运动和非运动症状：由于患者感到头晕，不愿意站立或运动，进而会减少社交活动和康复运动，加重帕金森病的运动症状和非运动症状，如僵直、震颤、焦虑、抑郁等。

（4）出现日间睡眠增多：经常会伴有进食后直立性低血压，因此患者进食后及整个白天都会出现睡眠增多现象。严重时可能打乱患者的睡眠节律，导致患者出现睡眠障碍。

（5）出现莫名的肢体疼痛：如出现颈部疼痛、枕下和颈旁区域的不适感。

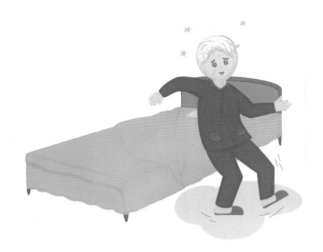

十九、帕金森病患者出现直立性低血压，该怎么办

当帕金森病患者出现直立性低血压时，可采取以下方式缓解。

（1）经常测量不同体位的血压：服药前以卧位 - 坐位 - 立位测量血压，3分钟内完成；服药后 30 ~ 40 分钟，再次以卧位 - 坐

位 - 立位测量血压。尽量做到早诊断，早对症治疗。

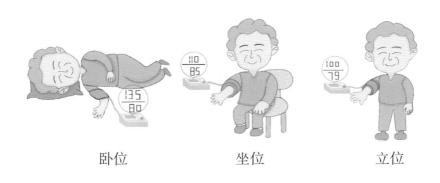

卧位　　　　　　　坐位　　　　　　　立位

（2）减少降压的因素：将降压药和帕金森病治疗药物分开服用。

（3）改变体位时动作须缓慢，不要过猛、过急，且避免久蹲。

（4）合理饮食：减少咖啡因、酒精、糖和碳水化合物的摄入，多饮淡盐水，不要暴饮暴食，保证身体补充充足的营养物质。

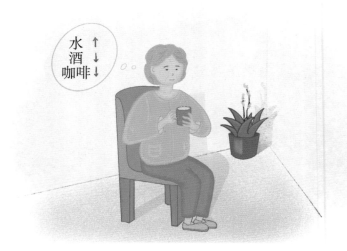

　　（5）对于有下肢静脉曲张的老年人，建议穿高腰弹力袜或佩戴高腰腹带，增加静脉回流。

　　（6）必要时可以在医生指导下使用药物干预。

二十、帕金森病患者为什么总是感到疼痛

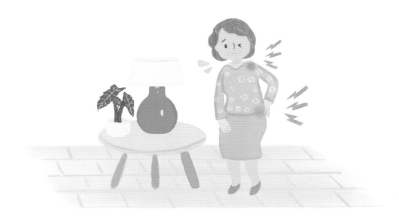

帕金森病患者经常感到疼痛，有以下几个因素。

（1）与肌张力障碍相关：肌张力障碍会造成患者运动和姿势屈曲异常，肌肉收缩时会伴有疼痛。

（2）与帕金森病患者骨骼肌肉出现异常相关。

（3）帕金森病患者神经根受累：帕金森

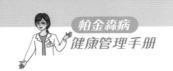

病患者一般先从单侧肢体起病，身体的不平衡会造成脊柱扭曲，引起神经根压迫导致疼痛。

（4）晚上腿部的不适感：不宁腿综合征相关症状。

（5）与抑郁情绪有关：帕金森病患者中、晚期会有抑郁、焦虑等精神症状，患者会觉得哪儿都不舒服，哪儿都疼痛。

（6）与直立性低血压有关：帕金森病患者常出现直立性低血压，出现颈部及肩部疼痛。

当然，有些疼痛可能与帕金森病无关。当患上帕金森病时，还可能患有其他疾病，比如颈、肩、腰、腿痛等中老年常见问题，要请医生综合判断疼痛原因。

二十一、为什么帕金森病患者晚上感觉更疼痛

帕金森病患者的疼痛在晚上较为严重，可能跟服药相关。治疗帕金森病的药物通常是饭

前服用，患者服药后症状得到明显改善。由于晚饭前服用药物后，第二天才能继续服药，中间间隔时间较长，药物改善症状的效果会减弱，身体就会出现疼痛，特别是因为肌张力障碍造成的疼痛更明显。

另外，帕金森病患者晚上睡不好，焦虑、抑郁等情绪更明显，就会觉得哪儿都不舒服。如果是不宁腿综合征疼痛，晚上疼痛加重的现象也会突出。

二十二、为什么颈部疼痛、腰部疼痛，最后却被诊断为帕金森病

有些患者感觉颈部和腰部僵硬、疼痛，但是去骨科或者康复科就诊，甚至做了手术，症状也没有得到缓解，这时就要提高警惕，这可能是帕金森病。

帕金森病患者的颈部和腰部的肌张力高、肌张力障碍可能导致身体运动和姿势屈曲异

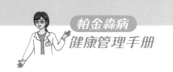
常，肌肉收缩时会导致疼痛。如果疼痛表现为一侧更明显，同时患者有行动缓慢、静止性震颤等症状，就要高度怀疑是帕金森病。此时，建议患者去神经内科就诊，排除是否患有神经退行性疾病，如帕金森病等。

二十三、帕金森病患者为什么容易摔倒

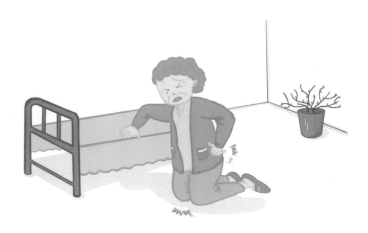

帕金森病患者中、晚期特别容易摔倒，与以下几个因素相关。

（1）平衡功能严重下降：患者走路稍微

磕碰就有可能摔倒。

（2）走路步态出现问题：帕金森病患者走路时会表现出向前猛冲，越走越快，刹不住等，这时容易摔倒。

（3）帕金森病患者走路，有时可出现步态冻结，在准备起步时突然就不能动了。如果患者着急迈步，就可能摔倒。

（4）直立性低血压：直立性低血压可增加患者摔倒的概率，特别是饭后摔倒的更多。值得注意的是，如果患者在疾病早期表现出容易摔倒的症状，则可能是帕金森病综合征。

二十四、如何预防帕金森病患者摔倒

首先，患者要遵医嘱规律服药，最大程度地改善走路前冲、步态冻结等问题。

其次，患者要接受康复锻炼和指导，加强平衡训练，包括太极拳、八段锦、瑜伽，以及步态训练。如起步或者看见障碍物时，要自我

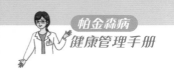

调整，克服紧张情绪，克制想要赶快走过去的心理状态。同时不要着急，走之前先原地踏步，等调整好姿势后再出发，这样就可以降低摔倒发生的风险。

再次，患者还可以尝试视觉诱发康复。帕金森病患者并没有失去行走能力，出现步态冻结与心理因素有一定关系。由于各种不利原因，患者不敢迈步。此时，如果给一个刺激物，比如在患者前面画一条横线、给一副拐杖，帮助患者跨出第一步，克服心理障碍，患者会逐渐行走自如。

最后，需要纠正患者的血压波动，如直立性低血压、餐后低血压等。

二十五、为什么帕金森病患者会出现跳舞的动作

帕金森病发展到中、晚期，患者在服用治疗帕金森病的药物如左旋多巴或多巴胺受体激

动剂后，无法将药物在体内缓释均匀，出现动作幅度非常大的身体扭动，像跳舞一样，临床上将这种现象称为异动症。

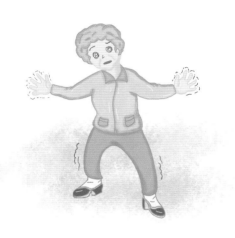

异动症包括剂峰异动和剂末异动。剂峰异动是在服药后 30 分钟左右，药物浓度达到高峰时出现；剂末异动出现在两次服药的间隔期，即药物浓度最低时。

有些患者只出现剂峰异动；有些患者只出现剂末异动；还有一些患者会出现双向异动。帕金森病患者出现异动症与帕金森病类型、服

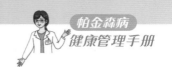

药顺序、服药剂量、服药种类，患者的性别、体重、心理状态、病程长短等多种因素相关。

二十六、为什么帕金森病患者会看见动物

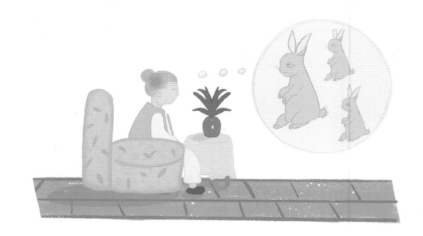

经常有帕金森病患者说自己会看见动物，但事实上患者的眼前并没有动物真正出现。这是中、晚期帕金森病患者的一个表现，叫作幻觉。幻觉是帕金森病非运动症状的一种，也是精神类疾病的一个症状。帕金森病发展到中、晚期，疾病浸润损伤了负责内脏调节和情绪反

应的边缘系统，也就是负责中脑、间脑和新皮层结构之间发生信息交换的脑区，导致患者出现幻觉。

二十七、帕金森病患者出现幻觉，有哪些表现

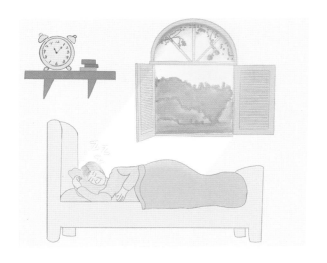

帕金森病患者出现一个月以上的周期性、持续性，没有相应刺激物作用于感觉器官时所出现的知觉体验，称为幻觉。发病率在48%左右，包括视幻觉、听幻觉、嗅幻觉、触幻

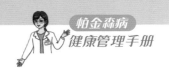
觉等。

视幻觉是精神障碍中比较有代表性、发生率相对较高的幻觉症状，约 1/3 的帕金森病患者有不同程度的视幻觉经历。帕金森病患者的视幻觉，主要表现为无人时仿佛感觉有人，周围有模糊的影像，树上有小狗，静止的东西会动等。刚出现视幻觉时，帕金森病患者往往具有自知力，能认识到所见场景的不真实性，但是，很少有患者会主动向医生报告或讲述给家里人听。等疾病发展到中、晚期，患者逐渐丧失自知能力，此时会对看到的场景有所坚持，并且产生与场景互动的念头。比如，与看见的人一起吃饭、走进所见的场景里等，甚至还会产生继发性妄想。

如果帕金森病患者经常看到某些幻觉物体，给患者的安全带来极大的隐患，家属要引起极大重视，避免视幻觉给患者带来意外伤害。

相对而言，听幻觉、嗅幻觉、触幻觉等比较少见，而且多数情况下是与视幻觉同时出现。

帕金森病患者出现视幻觉的原因与多个内外因素共同作用相关：突触前多巴胺储存不足，突触后存在受体增敏，多巴胺过度溢出，与增敏的受体结合，则产生幻觉等精神症状；也可能与多巴胺类药物的过度刺激相关；路易体沉积在杏仁核、海马旁回也与视幻觉密切相关。

二十八、为什么帕金森病患者总爱睡懒觉

帕金森病患者早上不起床、爱睡懒觉与三大因素相关。

（1）夜间睡眠质量差和睡眠片段化：患者晚上经常入睡困难或早醒；或睡眠轻，睡一会儿，醒一会儿，导致患者夜间睡眠不足，因此早上不能按时起床。

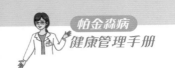
（2）药物不良反应：患者服用治疗帕金森病的药物如受体激动剂，会出现困倦的表现。

（3）与血压波动相关：直立性低血压或餐后低血压会导致患者白天睡眠增多。

二十九、总睡觉对帕金森病患者有好处吗

经常睡觉对帕金森病患者并不好。帕金森病是神经退行性疾病，需要经常进行康复运动。帕金森病患者应该合理睡眠，多增加运动。运动能促使大脑产生多巴胺，让患者感觉快乐。而患者感觉快乐了，就更爱运动，这是一个良性循环。

如果帕金森病患者白天睡得多，晚上睡眠质量就会不佳。如此是恶性循环，会加重患者的病情。

建议帕金森病患者保持规律的生活。

三十、为什么帕金森病患者看上去总是不开心

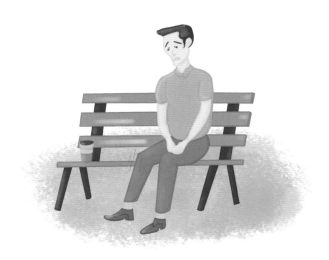

帕金森病患者常表现出愁眉苦脸、眨眼动作减少、嘴巴半张开的状态，这种现象叫作帕金森病面具脸。

面具脸的产生与帕金森病的发病机制相关。由于帕金森病患者多巴胺能神经元减少，分泌让人快乐的多巴胺递质也相应减少，这样人就不快乐。所以，帕金森病患者心理上抵触

与外界接触，而不愿意接触他人就会更焦虑、抑郁，表现出来的状态就会是愁眉苦脸。

面具脸还与帕金森病的主要症状——僵硬有关。帕金森病患者的面部肌肉也会出现僵硬。患者无法表现出正常的嬉笑怒骂哭等面部表情，看上去面部表情呆滞，这是帕金森病运动症状和非运动症状集中的一种表现。

三十一、为什么帕金森病患者容易便秘

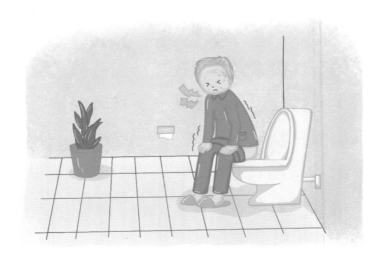

帕金森病患者容易便秘与以下这些因素有关。

（1）帕金森病疾病性质：大脑中神经元减少、神经递质平衡失调，导致帕金森病患者出现身体僵硬，进而累及胃肠道。胃肠道的蠕动减少则出现便秘。

（2）肠源学说：正在进行的研究发现，很多帕金森病患者出现便秘的时间可能早于震颤、肢体僵直、平衡失调等症状出现的时间。那么，帕金森病到底起源于胃肠道还是脑，或是双向起源，都在研究中。

（3）某些帕金森病治疗药物：一些帕金森病治疗药物会出现一定的不良反应，导致帕金森病患者出现便秘，如盐酸苯海索（安坦）或金刚烷胺。

（4）帕金森病患者的生活习惯：不运动，水及纤维食物的摄入减少，也会导致便秘。

三十二、为什么帕金森病患者普遍很瘦

帕金森病患者普遍很瘦，而且很难胖起来，主要与 3 个因素有关。

（1）疾病症状的消耗：有震颤的帕金森病患者，只要醒着就会不停地抖，对身体是一种消耗，很难胖起来。

（2）消化功能减退，胃肠蠕动乏力：帕金森病会导致患者胃肠功能减退。吃得少再加上自身能量消耗多，所以就容易瘦。

（3）非运动症状的消耗：帕金森病发展到中、晚期，患者会出现焦虑、抑郁、睡得晚起得早、睡眠片段化等表现，这些都会造成体力的消耗。

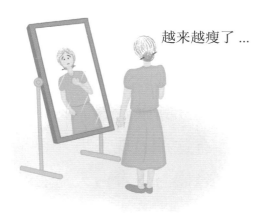

越来越瘦了 ...

三十三、为什么帕金森病患者会在睡觉中大喊大叫

帕金森病患者经常会在睡眠中出现像打架一样的大喊大叫，推搡身边的老伴儿或者家人，自己却完全不知，而且这种情况只会出现在深睡眠的快速眼动期，临床上称为快速眼动期睡眠障碍。

帕金森病患者在快速眼动期，即肌肉失弛缓和位相性肌肉活动增加期，眼睛却在不停地转。如果此时他的梦中出现打斗、吵闹等情景，

他就会出现与梦境相关的演绎行为，如上所述强烈的四肢、躯干或头部的异常活动表现。

临床上发现，不仅是帕金森病患者容易出现快速眼动期睡眠障碍，其他神经退行性疾病患者也会有这种表现。另外，是否出现快速眼动期睡眠障碍与患者白天的心情有关。患者白天比较开心，晚上就不会出现快速眼动期睡眠障碍；如果白天比较伤心，晚上就会出现。所以有帕金森病等神经退行性疾病病史的患者，家人要多给予关怀，这样有利于减少出现这种行为的次数。

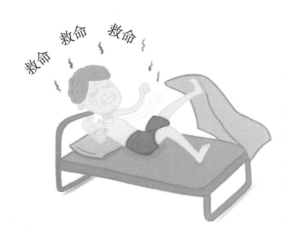

　　需要注意的是，快速眼动期睡眠障碍在帕金森病患者出现临床症状之前的五六年甚至十年就有可能出现。这其实也是一种疾病提示，一旦发现这种现象要及时就诊。

三十四、为什么帕金森病患者会出现视物模糊

　　帕金森病患者看东西模糊，特别是当站起来的瞬间，模糊感更明显。这可能是发生了直立性低血压，大脑血液供应不足所致的短暂性视物模糊。此外，疾病发展到中、晚期，患者的视觉系统会受到影响，出现视网膜形态结构异常和 / 或视野缺损，也会导致视物模糊。

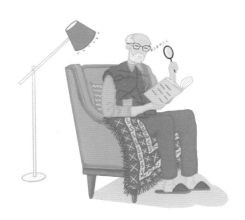

三十五、帕金森病的治疗原则是什么

帕金森病是神经退行性疾病，目前的治疗方法无法根治。使用药物治疗或是脑深部电刺激手术（俗称"脑起搏器"）等外科手段治疗，达到改善帕金森病患者的症状、提高工作能力和生活质量的目的。因此，帕金森病的治疗原则是尽量用最小的剂量达到患者满意的效果。药物治疗、手术治疗、康复锻炼和心理治疗结合的综合治疗方式是理想的治疗方法。

提倡早发现、早诊断、早治疗，坚持剂量滴定，即每顿服用药物的量要保持恒定，不能这顿吃得多，下顿吃得少，如此才能可以让帕金森病患者生活得更好。

三十六、帕金森病有哪些治疗方法

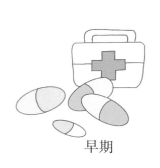
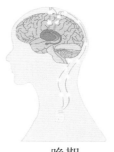

早期　　　　　　　　　　晚期

对于早期的帕金森病，主要针对患者多巴胺能神经元凋亡造成的多巴胺递质减少，采用多巴胺替代疗法，通过服用多巴胺类的药物来改善疾病症状。

对于中、晚期的帕金森病，药物治疗有局限性，当出现药效变短、运动并发症增多时，可以用脑深部电刺激手术（deep brain stimulation，DBS）等神经外科手段帮助患者。DBS 自 1987 年开始，目前世界上已经有 16 万以上的帕金森病患者受益于这种疗法。15 年的长期疗效研究

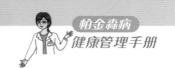

显示，丘脑底核（STN）-脑深部电刺激手术（DBS）可以长期改善帕金森病患者的震颤、僵直、行动缓慢等症状，减少帕金森病治疗药物的使用，改善帕金森病患者的生活质量。

除了药物和手术治疗，还有康复治疗、心理治疗、运动治疗等多种直接、间接的方法治疗帕金森病。帕金森病患者的治疗是一个综合和长期的过程。

小知识

什么是脑深部电刺激手术

脑深部电刺激又称为脑起搏器，是指通过植入体内的脉冲发生器，发放弱电脉冲，刺激脑内控制运动等相关功能的相关神经核团，调节引起疾病症状的异常神经元信号，从而消除/改善疾病的症状，使帕金森病患者恢复自如活动和自理能力。

脑深部电刺激手术不仅适用于帕金森病，还可以治疗特发性震颤、肌张力障碍等疾病。

三十七、帕金森病能治愈吗

帕金森病是一种神经退行性疾病，对于这类疾病，以目前的医疗技术是不能被治愈的。

帕金森病就像糖尿病、高血压一样，无法被根治，但是通过药物、手术等各种治疗手段，可以控制疾病发展，改善患者的生活质量，让患者像健康人一样工作和生活。

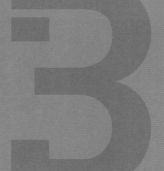

一、药物在帕金森病治疗中的作用是什么

　　药物治疗是帕金森病治疗的首选。早期帕金森病主要以药物治疗为主。由于多巴胺能神经元凋亡，多巴胺递质减少，药物治疗是一种多巴胺替代疗法。本疗法通过增加脑内多巴胺含量、提高身体对于多巴胺的敏感性、延缓多巴胺的分解代谢、抑制乙酰胆碱等方法，以改善帕金森病的症状。

　　对于中、晚期帕金森病，即使做了脑深部电刺激手术，仍然需要服用少量的药物。换言之，药物治疗是贯穿帕金森病患者治疗全程的一种治疗方式。

二、药物治疗前，患者需要做哪些检查

帕金森病患者在患病后，通常会通过网络咨询服药相关问题，其实，医生不建议患者这样做。

在接受药物治疗前，与医生面诊是非常重要的。医生需要对帕金森病患者进行全面地评估。这种评估需要医生用眼看、用嘴问、用手接触检查，这是最基本的一步。

此外，患者需要配合做其他的检查，比如通过泌尿系统超声检查排尿、膀胱残余尿等情况；做睡眠监测，确定是否存在睡眠障碍；必要时，进行药物组学测试。针对不同的疾病状态，医生会给出不同的治疗方案。

三、帕金森病药物治疗的效果，多久会显现出来

帕金森病患者都希望服药效果立竿见影，

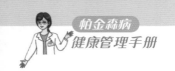

甚至今天吃明天就好，这种心理可以理解，但实际上大多数药物的治疗需要一个过程。

对帕金森病患者来说，药物所产生的作用要在大脑里重新形成一个平衡才能起效。患者服药后，大脑需要时间来接受非生理性、外援性药物补充，然后形成一个相对正常的平衡环路。

由于每个患者的个体差异较大，有的患者吃了两三天的药就觉得特别管用，有些患者吃了一两个星期的药，也觉得效果不好。一般而言，第一次门诊给出服药方案后，会建议患者至少一个月复查一次，查看药物的效果如何、是否需要调整等。

四、患上帕金森病后，能否不吃药直接做手术

确诊帕金森病后，不建议患者不经服药直接做手术。

首先，疾病初期，很多患者通过服用帕金森病治疗药物就能获得非常好的治疗效果，能

够达到每天的生活基本不受影响。这一时期能持续 3～5 年。临床上把这段时间叫作帕金森病药物治疗的"蜜月期"，形容这段时间患者的生活比较舒适和美好。所以，不建议帕金森病早期患者立即手术，患者可以先体验一下药物的"蜜月期"。

其次，通过药物治疗能够更好地鉴别疾病。帕金森病和帕金森病综合征有许多相似之处，在早期还不能完全明确诊断之前，直接做外科手术，不仅达不到治疗效果，还会造成医疗资源的浪费。所以在患帕金森病的 3～5 年中，一般不太建议患者做外科手术。

最后，对于帕金森病的治疗，专家共识是早发现、早治疗。对于外科手术而言，这个"早"并不是在疾病早期手术，而是帕金森病病情达到 Hoehn-Yahr 分期 2.5～3 期时，做手术的效果可能更好一些。也就是患病 6 年以后，患者做手术的获益最大。

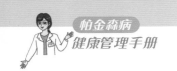
总而言之，帕金森病患者做外科手术的时间，不宜太早但也别拖得太晚，病情到了适当的时候可以选择手术治疗。

五、帕金森病患者需要长期服药吗

确诊帕金森病后，药物治疗是基础，也是贯穿整个病程的治疗方法。科学、正规的帕金森病治疗需要患者长期服药。

帕金森病患者进行脑深部电刺激手术后，如果运动症状改善得非常好，服药量也可以逐渐减少，但不建议停药，可以优化服药方案，比如减小剂量、减少服药种类。

六、为什么做完脑深部电刺激手术后，还要长期服药

帕金森病患者做完脑深部电刺激手术后，仍然需要长期服药。患者千万不要自行调整药量，甚至停药！

在植入脑起搏器的初期，脑起搏器的效果还不能完全呈现，需要与口服药物配合，让治疗效果更好、更稳定。

另外，帕金森病比较复杂，除了能够看见的震颤、僵直、行动缓慢等运动症状之外，还有很多看不见的非运动症状，比如失眠、焦虑、抑郁。脑深部电刺激手术对帕金森病的运动症状改善非常好，但是对于一些非运动症状，比如精神类问题，改善作用比较有限。所以，做完脑深部电刺激手术后也要搭配使用一些药物，改善患者的非运动症状，提高生活质量。

七、帕金森病患者长期服药，药效会越来越差吗

帕金森病是神经退行性疾病，随着帕金森病的病程延长，患者大脑内多巴胺能神经元丢失越来越多，之前的服药方式、服药剂量不能满足身体的需求。这样，会让患者感觉药效减

退了。疾病越严重，这种感觉越明显。

对于这种情况，医生会建议帕金森病患者每隔 3～6 个月到医院复诊，调整药物，比如从服一种药增加到两种，从一天服一次增加到一天两三次等，满足患者的生活需求。

另外，患者不用担心吃到没有药可吃了。一方面，目前不断有新的药物研制出来。另一方面，即使口服药物效果减退，目前还有外科脑深部电刺激手术治疗可以帮到患者。要知道，在帕金森病患者的整个病程中，有各种不同的治疗方法让患者获益。

八、服用帕金森病治疗药物会成瘾吗

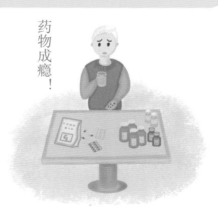

虽然治疗帕金森病的药物非常多，但在专科医生的指导下，规律地按照剂量服药，一般不会出现成瘾的现象。

但是，如果帕金森病患者长时间、超剂量服药，就可能会成瘾，或者出现多巴胺失调的表现。特别是年轻的帕金森病患者，由于工作和生活的需要，为了让自己保持一个更好的状态，服用超剂量药物，尤其是一些受体激动剂类的药物，一天的服药剂量非常大，次数非常多。长此以往，患者就可能出现冲动控制障碍，就像药物成瘾一样，不舒服就想吃药，服药后状态就会变好，这是由于不规律服药造成的非正常现象。

需要重点指出的是，服用药物来治疗帕金森病，控制帕金森病的症状，需要专业的运动障碍性疾病医生的指导，切莫自行换药，增减药量甚至停药。

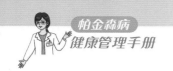

九、常用的帕金森病治疗药物有哪些

口服药物主要针对的是帕金森病患者的多巴胺能减少，主要分为以下几类。

（1）外援性补充多巴胺：如左旋多巴、复方左旋多巴。

（2）减少内源性和外源性多巴胺降解的药物：如 B 型单胺氧化酶抑制剂、儿茶酚 -O-甲基转移酶抑制剂，包括司来吉兰、雷沙吉兰、恩他卡朋等。

（3）多巴胺能受体激动剂：包括 D2/D3/D4 受体激动剂，包括普拉克索、吡贝地尔、罗替高汀、罗匹尼罗等。

（4）多巴胺促泌剂：包括金刚烷胺等。

（5）抗胆碱能药物：包括盐酸苯海索等。

十、抗胆碱能的药物主要起什么作用

临床上治疗帕金森病的抗胆碱能药物主要

是盐酸苯海索，多数情况下，该药需要与其他药物配伍使用。

盐酸苯海索主要针对帕金森病患者多巴胺和乙酰胆碱之间的平衡失调进行治疗。帕金森病患者黑质多巴胺能神经元变性，纹状体中多巴胺递质减少，乙酰胆碱相对显得多，平衡被打破，患者就会出现震颤、僵直、行动缓慢等症状。使用抗胆碱能的药物，减弱纹状体胆碱能中间神经元的活性，把乙酰胆碱的功效降下来，恢复多巴胺与乙酰胆碱之间的平衡，进而改善症状，尤其是震颤症状改善明显，而僵直、行动缓慢等症状，也会有不同程度的改善。

十一、抗胆碱能药物有哪些常见的副作用

首先，抗胆碱能药物最常见的副作用是口干。其次是排尿困难，特别是对于前列腺增生的男性帕金森病患者，排尿困难更加明显。再次是认知障碍。

长时间、大剂量地服用盐酸苯海索，帕金森病患者的认知会有不同程度的下降，患者会觉得反应迟钝、记忆减退。最后，抗胆碱能药物会引起周围神经的副作用，如青光眼。

十二、使用抗胆碱能药物，有哪些注意事项

抗胆碱能药物如盐酸苯海索导致的副作用通常是可逆的，一般停药后就可以逐渐恢复。服用盐酸苯海索时，患者需要注意以下 3 点。

（1）服药期间，患者要多饮水，这样可以有效缓解口干、便秘等药物副作用。

（2）对于男性患者，特别是前列腺增生的帕金森病患者，抗胆碱能药物会加重前列腺疾病的症状，前列腺肥大患者禁用。

（3）对于年纪比较大，特别是超过 70 岁的帕金森病患者，不建议使用盐酸苯海索。

（4）闭角型青光眼（窄角型青光眼）患者禁用。

十三、金刚烷胺主要起什么作用

金刚烷胺是临床上治疗普通感冒的一种常用药。科研人员偶然发现，金刚烷胺对帕金森病的僵直、异动症等能起到一定改善作用，后来该药逐渐被归为治疗帕金森病的常用药物。

研究发现，金刚烷胺与盐酸苯海索的作用相似，有一定的抗胆碱能作用。同时，还具有多巴胺促泌作用。主要是能促进纹状体多巴胺的合成和释放，减少神经细胞对多巴胺的再摄取。

对于金刚烷胺治疗帕金森病更多的理论机制研究正在进行中。

十四、使用金刚烷胺，有哪些注意事项

金刚烷胺的起始剂量应该是每次 50 ~ 100毫克（mg），一天可以吃两次。但要注意尽量在早上和中午服用。晚上服用金刚烷胺会影响

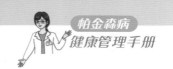
睡眠，导致患者出现失眠、噩梦等。

此外，金刚烷胺还会导致患者白细胞减少，下肢出现网状青斑、脚踝水肿、直立性低血压等。

需要注意的是，有严重胃溃疡、肝肾功能不好的患者要慎用金刚烷胺。

十五、复方左旋多巴主要起什么作用

复方左旋多巴是治疗帕金森病最常用的药物之一，也是治疗帕金森病的"金标准"。针对帕金森病患者脑内多巴胺减少的特点，服用复方左旋多巴可以转化为多巴胺，从而补充脑内多巴胺的含量，起到一定的多巴胺替代作用。它对帕金森病的震颤、僵直、行动缓慢等症状都有一定的治疗效果。

十六、复方左旋多巴有哪些常见的副作用

复方左旋多巴常见的副作用主要有以下四

大类。

（1）运动并发症，即异动症：帕金森病的病程越长、服药剂量越大，异动症就越明显。

（2）胃肠道反应：如恶心、呕吐、食欲减退等。

（3）直立性低血压：帕金森病患者感觉腿软、头晕、疼痛，甚至出现幻觉等。

（4）睡眠异常。

（5）精神异常：出现幻觉等。

十七、服用复方左旋多巴，有哪些注意事项

服用复方左旋多巴的注意事项如下。

（1）可能产生运动并发症，部分原因与帕金森病本身的进展有关，是无法避免的。通过调整药物，异动症能有一定的改善，但并不能完全消失。

（2）提倡小剂量，每日的剂量不超过400毫克（mg）。

（3）左旋多巴在小肠被吸收，摄入食物会降低左旋多巴吸收的速度和程度，特别是食物中的蛋白质成分会影响左旋多巴的吸收。因此，左旋多巴最好在餐前一小时服用。如果一定要餐后服用，建议餐后 1.5 小时甚至 2 小时以后再服药。

（4）对左旋多巴过敏，有消化道溃疡、严重心律失常以及心力衰竭、精神问题的帕金森病患者禁止使用。

（5）有癫痫、青光眼病史，以及孕妇不建议使用。

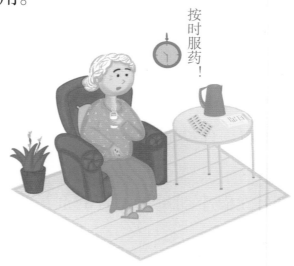

十八、诊断帕金森病后就可以服用复方左旋多巴吗

复方左旋多巴是帕金森病药物治疗的"金标准",但是长期服用容易产生药物副作用,因此,复方左旋多巴应用于帕金森病的哪个阶段,需要根据不同的患者对生活质量的要求和长期管理的原则来选择。

对于年轻的帕金森病患者,可能还有一定的多巴胺分泌能力,在疾病早期可以选用多巴胺受体激动剂来治疗。随着疾病发展,稍晚选用复方左旋多巴。也可以选择与其他药物合用,减少复发左旋多巴的使用剂量。

对于年纪较大的帕金森病患者,出现运动并发症概率相对较少,认知问题和合并用药的耐受性较差,这时在疾病早期也可以选择复方左旋多巴来治疗。如果患者有认知障碍,复方左旋多巴更是首选。

十九、多巴胺能受体激动剂主要起什么作用

多巴胺能受体激动剂与复方左旋多巴功能相似，只是化学结构和作用原理略有不同。

根据帕金森病的发病特点，多巴胺能受体激动剂主要模拟或直接刺激纹状体的突触后多巴胺受体，从而对帕金森病的运动症状和非运动症状起到一个很好的改善效果。

针对激活神经突触受体的不同，多巴胺能受体激动剂分为很多种，其中常见的药物有盐酸普拉克索、吡贝地尔、罗替高汀、罗匹尼罗等。剂型也有药片和贴剂两种不同类型。

二十、使用多巴胺能受体激动剂，有哪些注意事项

初次服用多巴胺能受体激动剂，不同药物的起始剂量有所不同，但一定要从小剂量开始，逐渐增加剂量。无论是在帕金森病的早

期、中期，还是晚期使用多巴胺能受体激动剂，只要患者没有出现无法耐受的副作用，药物可以长期服用。

多巴胺能受体激动剂会导致患者出现自主功能神经障碍和精神症状，如直立性低血压和幻觉等副作用。大剂量、超规律地使用该类药物，会有成瘾的风险。

另外，部分帕金森病患者会出现胃肠道反应，如恶心、呕吐、便秘等。

需要注意的是，在使用多巴胺能受体激动剂时应避免突然撤药（包括减药和停药），否则会出现撤药综合征，导致患者出现焦虑、烦躁不安、抑郁、易怒、疲乏、全身疼痛等药物戒断症状，所以，用药期间，一定要密切监测、定期随访。

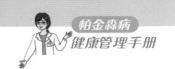

二十一、复方左旋多巴与多巴胺能受体激动剂，有什么区别

复方左旋多巴与多巴胺能受体激动剂的功效有相同之处，主要的区别有以下 5 点。

（1）复方左旋多巴更安全，副作用相对较少，而多巴胺能受体激动剂的副作用相对较多。

（2）对运动症状的控制，复方左旋多巴更有效，但长期使用会出现运动并发症，如异动症。

（3）早期帕金森病使用多巴胺能受体激动剂，能有效控制症状，还能推迟复方左旋多巴的使用，延缓运动并发症的发生。

（4）多巴胺能受体激动剂有一定的神经保护功能，对帕金森病患者的抑郁症状有一定的治疗效果。

（5）复方左旋多巴的价格相对便宜，多巴胺能受体激动剂价格相对贵一些。

二十二、B 型单胺氧化酶抑制剂主要起什么作用

B 型单胺氧化酶抑制剂包括司来吉兰、雷沙吉兰以及沙芬酰胺。在我国最常用的是司来吉兰和雷沙吉兰。

帕金森病患者服用复方左旋多巴后，药物成分到达脑内神经元的突触间隙时，会被 B 型单胺氧化酶分解。也就是说，患者服用足够剂量的复方左旋多巴，却不能完全发挥足够剂量的药效。

B 型单胺氧化酶抑制剂起到抑制复方左旋多巴在神经元突触间隙被分解的作用，从而达到控制帕金森病症状的效果，特别是对步态异常，如冻结步态、前冲步态等症状的帕金森病患者，有一定的效果。

B 型单胺氧化酶抑制剂主要通过以下几个方面改善帕金森病患者症状。

（1）减少内源性和外源性多巴胺降解，

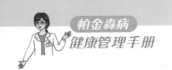

维持突触末梢内多巴胺浓度。

（2）促进氧化酶活化、减缓氧化，保护多巴胺能神经元。

（3）通过抑制多巴胺负反馈，多巴胺合成增加，增加脑内多巴胺传递。

（4）阻止突触前神经元对 6- 羟基多巴胺等毒素的代谢，抗神经元凋亡。

（5）轻度抗抑郁效果。

二十三、使用 B 型单胺氧化酶抑制剂，有哪些注意事项

帕金森病患者服用 B 型单胺氧化酶抑制剂主要有以下注意事项。

（1）服用 B 型单胺氧化酶抑制剂，建议患者少吃奶酪、牛奶等奶制品，因为高剂量的 B 型单胺氧化酶抑制剂（主要是第一代）可能会引起体内酪胺的水平突然增高，导致酪胺反应。

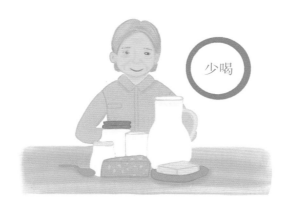

（2）某些患者在服用司来吉兰可能出现恶心、失眠、异动症、心动过速等副反应。建议患者在下午 4 点前完成服药。也有些患者服用雷沙吉兰可能会出现异动症、肌肉骨骼疼痛、皮疹等副反应。需要定期复诊。

（3）B 型单胺氧化酶抑制剂（主要是第一代）不能与某些抗精神类药物合用，一定要在专科医生的指导下用药。

（4）B 型单胺氧化酶抑制剂的使用有强烈的个体差异性，帕金森病患者一定要遵医嘱使用。

二十四、儿茶酚 -O- 甲基转移酶抑制剂主要起什么作用

临床上，治疗帕金森病使用的儿茶酚 -O-甲基转移酶抑制剂主要是恩他卡朋。

恩他卡朋的主要作用是保障左旋多巴类药物的有效成分在通过血脑屏障时不被分解，可以更顺利地进入脑内。

单独使用恩他卡朋起不到治疗效果，必须与左旋多巴类药物一起口服，使药物顺利到达神经元的突触前、突触后，让神经元更好地活动，从而起到更好地控制帕金森病症状的目的。

现在，还有一种药物叫恩他卡朋双多巴，将恩他卡朋和左旋多巴混合成一种药物，这样服用一种药物，即可起到双重作用，十分方便。

二十五、帕金森病患者能自行停药、调药吗

帕金森病是非常复杂的一种疾病。在疾病

的早期，服药效果非常好，可几乎恢复到健康水平，这时一些患者就认为病已经治好了，可以停药。还有一些患者在服药期间，认为今天吃药效果不好，明天就多吃一点。其实，这些想法都是错误的。

服药期间，帕金森病的症状会出现波动，擅自加药或者停药都会造成一些恶性并发症，比如突然停药会出现停药综合征，也叫戒断综合征。患者身体出现代偿性高热、肌肉僵直，对患者损伤很大，甚至可能危及生命。

使用药物治疗帕金森病是一个非常专业的医疗行为，帕金森病专科医生根据患者的症状、年龄、性别等综合因素考虑给予不同的个体化药物治疗。即使是病症完全相同的两个帕金森病患者，药物治疗方案也可能千差万别。所以，帕金森病患者自行调药不一定能达到治疗效果，还会打乱原本规律的药物治疗方案，让治疗越来越困难，甚至造成无药可服的地步。

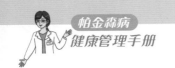

二十六、服用帕金森病治疗药物，作为专科医生有哪些建议

药物治疗贯穿帕金森病治疗的全程，对患者来说至关重要。对于药物治疗，作为专科医生有 3 点建议给患者。

（1）不要自行调药：服药剂量、时间、次数的增加或减少都有风险。

（2）不要突然停药：这样不仅影响疾病的治疗效果，还可能危及生命。

（3）要定期随访：遵照每次医嘱，定期复诊。如果主治医生是运动障碍性疾病的专科医生，不建议频繁更换医生，一方面造成医疗资源的浪费；另一方面会给患者自己造成困扰，影响疾病治疗。

二十七、如果帕金森病患者忘记服药，需要补服吗

对于口服药物，希望帕金森病患者遵医

嘱，按时按量服用。

如果漏服药物，会对大脑内神经递质的平衡产生一定影响，造成治疗效果不佳。所以，尽量不要漏服药物。如果出现漏服药物，也没有必要在下次服药时多服药物，避免过大剂量造成运动并发症，即异动症的风险。

二十八、什么是服药的"蜜月期"

"蜜月期"一般用来形容新婚夫妇的甜蜜生活。对于帕金森病患者来说，在确诊疾病后，口服帕金森病治疗药物，震颤、僵直、行动缓慢、平衡失调等运动症状，以及便秘、失眠等非运动症状都能控制得非常好，生活、工作恢复到生病前的状态，完全感受不到帕金森病的存在，这时感到非常幸福、甜蜜。这一时期会持续 3～5 年，临床上把这段时间称为药物治疗的"蜜月期"。

二十九、出现什么情况，提示药物的"蜜月期"结束了

帕金森病患者在服药 3 年后，药物的治疗效果会减退，病情可能有波动，出现剂末现象、开关现象等。

帕金森病患者感觉服药没有以前有效果，服药的次数增多、药量逐渐加大，但药效维持的时间却越来越短，甚至服药后出现异动症、步态冻结等副作用。

这时，要考虑帕金森病药物治疗的"蜜月期"要结束了，或者已经结束。

三十、什么是药物的剂末现象

一直在服用帕金森病治疗药物的患者，在患病 3 年后，随着疾病的进展，会感觉药物总是"跟不上劲儿"，以前药效能持续 4 个小时，甚至更久，现在药效只能维持两三个小时，甚至更短，而此时患者的运动症状或非运动症状又出现，临床上叫作药物的剂末现象。

三十一、帕金森病患者出现剂末现象，该怎么办

剂末现象是能提前预知的一种服药现象。

一旦出现了剂末现象，首选通过调整药物来控制剂末现象。一方面可以增加药物的服用剂量，比如从服 1/3 片改到半片，或者增加服药次数，从服药 3 次变成 4 次等。另一方面可以改变服药的种类，比如以前只服用复方左旋多巴，现在可以加上恩他卡朋来增强药效，把服药品种做调整、搭配。

此外，在患病 3 年后，剂末现象非常严重的情况下，还可以使用"电子药物"——脑深部电刺激手术的方法持续给予治疗，控制帕金森病的症状，改善口服药物的剂末现象。

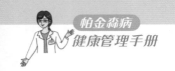

三十二、什么是帕金森病的开关现象

在疾病的早期，帕金森病治疗药物进入大脑后，大脑内残存的多巴胺能神经元对药物起到一定的缓冲作用，让药物能缓慢地在脑内释放。随着病程的延长，多巴胺能神经元丢失越来越多，对治疗药物的缓冲能力下降或者消失，这样药物在脑内处于超敏状态。患者一会能感受到药物在工作，这时身体就自如活动；一会不能感受到药物的作用，这时身体就会突然出现僵直、不能动现象。在临床上称为帕金森病的开关现象。

开关现象与服用药物没有直接关系。出现开关现象，提示病情已经到了中、晚期。

三十三、服药前，患者要向医生说清哪些事情

治疗帕金森病的药物非常多，患者往往从服用一种药，逐渐增加到两三种，甚至四五种

联合服用。每种药物的特性不同，治疗的效果不同，可能带来的副作用也不同。

开始服用药物前，帕金森病患者要与专科医生充分交流，详细介绍所患疾病的症状是什么、以往患过什么病、现在有什么疾病、正在吃什么药等。最好把以往疾病治疗的病历带上，给医生作为参考。

帕金森病是一个需要全面管理的疾病，在服用药物时，医生会告诉患者哪些药能一起吃、哪些药不能一起吃。医生会根据每个患者的不同情况，制订个体化的药物治疗方案，最大程度地避免多种药物之间的副作用，达到个体治疗的最优、最大的效果。

三十四、一旦口服药效果不好，该怎么办

口服药物效果不好，根据出现时间的不同，要区别对待。

患帕金森病的 3 ~ 5 年，口服药物的效果

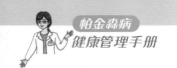

非常明确。如果是这个时期服药效果不好，首先要考虑帕金森病的诊断是否明确。有没有继发性帕金森综合征、帕金森叠加综合征，或者其他疾病的可能。

如果确诊为帕金森病，在患病 3 年后出现口服药效果不好，需要对口服药进行调整，比如调整口服药的剂量、种类等。

恰当的时候还可以采用脑深部电刺激手术来帮助患者。

三十五、帕金森病治疗药物之间有配伍禁忌吗

帕金森病患者常伴有糖尿病、高血压、高血脂等慢性疾病，这些疾病需要长期服药。那么，在服用帕金森病治疗药物时，可能与服用的其他药物有一些冲突。

比如，B 型单胺氧化酶抑制剂与某些抗精神病类的药物同时服用，会加重精神疾病的症状，因此，这两类药不能一起服用。

特别需要提出的是，治疗高血压的药物，与治疗帕金森病的多巴丝肼片、盐酸普拉克索同时服用，会导致患者血压波动，出现头晕、头痛、摔倒，甚至危及生命安全。建议患者将两种药物的服用时间隔开，比如在饭前一个小时服用帕金森病治疗药物，治疗高血压的药物放到饭后一个小时，甚至饭后一个半小时服药，尽量降低造成血压不稳定的风险。

此外，还有一些对胃肠有些刺激的药物，也需要分开服用，避免药物之间的副作用。

三十六、服用中药能治疗帕金森病吗

中医药是我国的传统医学，临床上也有患者在服用中药后，症状得到一些改善。特别是中医药对帕金森病的非运动症状，比如焦虑、抑郁和睡眠问题，有调理作用。目前，中医药治疗帕金森病的机制还在进一步的研究探索之中。

　　目前临床上治疗帕金森病以西药、手术等西医方式为主，这也是国际上普遍应用的治疗方式。当然，在帕金森病的治疗中，采用一些中医药的方式辅助治疗是可以的，但需要注意的是，中医药治疗帕金森病的个体化要求更高，需要对每一个患者进行望、闻、问、切，一剂方子不能治疗所有帕金森病患者，患者切不可盲从。

　　另外，服用中药时不要随意停服西药，调整药物一定要听取专业医生的建议。患者要科学地对待帕金森病，综合考虑进行治疗。

一、什么时候该选择外科手术治疗帕金森病呢

对于早期帕金森病，我们不建议进行外科手术，因为此时使用药物就会有非常好的治疗效果。服用药物后的 3～5 年，患者的生活可以跟正常人一样。

但是随着疾病的进展，患者体内的多巴胺能神经元丢失得越来越多，药物控制疾病的作用越来越差，甚至出现了服用药物的毒副作用，如异动症、开关现象等。这时，单纯使用药物不能解决患者的问题，就可以选择外科手术。

当然，少数帕金森病患者由于排斥服药，对于生活品质又有很高的要求，经过医生的综合评估有手术的适应证，也可以直接选择手术。

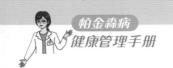

二、除了口服药物，帕金森病还有哪些治疗方法

除了口服药物，帕金森病的其他治疗方法如下。

（1）脑深部电刺激手术：是目前被普遍认可的，可控、可调、可逆的治疗帕金森病的外科手术。

（2）磁波刀技术：能改善帕金森病患者以震颤为主要表现的症状。

（3）埋置治疗泵：将治疗药物直接注入患者肠内，提高药物的治疗效果，改善帕金森病的症状。

三、神经核团毁损术能治疗帕金森病吗

神经核团毁损术是通过立体定向技术，将大脑的某个核团或者某个环路点，进行热毁损，从而改善帕金森病患者症状的外科手术。手术过程相当于把鸡蛋清凝固成鸡蛋白的过程。

神经核团毁损术是一个很古老的手术方法，有一定的局限性。

（1）不可逆：选择性破坏脑内特定的核团，核团结构完全破坏后不可逆，破坏是永久性的。

（2）手术只能做单侧，没办法改善帕金森病患者双侧的症状。

（3）手术可能会有平衡、认知问题等多种副作用。

目前，神经核团毁损术在临床上已逐渐被淘汰。

四、什么是脑起搏器治疗

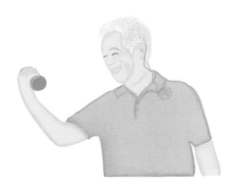

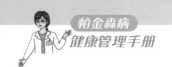

在大脑深部有一些功能核团，它们管理着人的平衡、运动、情感等。脑起搏器手术，是脑深部电刺激手术的俗称，类似心脏起搏器。脑起搏器是把电极放到脑的深部，有电源供电，通过电极放出电流，来调理相关功能核团异常的神经活动，达到改善或控制帕金森病的症状，改善患者生活质量的目的。

五、脑起搏器如何治疗帕金森病

随着对帕金森病发病机制研究的逐步深入，有助于解释脑起搏器治疗帕金森病的机制。

研究发现，帕金森病患者颅内的多巴胺神经递质分泌减少，而另外一种叫作乙酰胆碱的神经递质分泌增多。两种递质间的平衡被打破后，大脑神经元出现异常的节律性放电，这时会出现震颤、僵直等帕金森病症状。

脑起搏器通过持续地对异常神经元进行调理，来达到改善帕金森病患者症状的目的。

六、手术无法根治帕金森病，为什么还要进行手术呢

　　根治疾病是临床治疗的终极目的。但在现阶段，帕金森病还不能被根治。

　　对帕金森病患者来说，依然有提高生活质量的要求。通过正规、系统的治疗，患者可以回归家庭和工作，就像健康人一样。也就是说在疾病不能根治的时候，患者能好好生活，也是非常重要的。

七、植入脑起搏器，能改善帕金森病的哪些症状

　　帕金森病发展到中、晚期，会出现以震颤、僵直、行动缓慢、步态问题为主的四大症状。除此之外，还会出现剂末现象、异动症、开关现象等运动并发症，甚至出现心理问题。这些问题都可以通过植入脑起搏器得到不同程度的改善。

目前，脑起搏器植入的常见核团有丘脑腹中间核、丘脑底核、苍白球内侧、脑桥核等。

刺激丘脑腹中间核对震颤的改善效果非常好，对僵直、行动缓慢等症状改善效果不理想。

刺激丘脑底核可以很好地改善震颤、僵直、行动缓慢等症状，还可以不同程度地减少使用部分帕金森病治疗药物。

刺激苍白球内侧可以缓解异动症、僵直、行动缓慢等帕金森病症状。

当然，帕金森病的症状非常复杂，目前对脑起搏器的研究也在一点点深入，整体都在改善、进步中。

微信扫码
观看
脑深部电
刺激治疗
前后症状
对比

八、植入脑起搏器有什么风险

植入脑起搏器是一个微创手术。定位精准后，只需要在患者的颅骨上钻一个小孔，1.25毫米的治疗电极穿行脑组织到达治疗核团。这种操作一般不会造成脑组织的损伤。

手术风险主要是治疗电极从皮层进到深部核团，中间会经过其他的脑组织，如果手术操作不当，可能会造成中间路径出血。出血是脑起搏器植入的一个意外，发生率较低。一般情况下，早期发现出血并及时处理，能将对患者的损伤降到最低。

九、国产和进口脑起搏器怎么选择

目前脑起搏器分国产和进口两类，品牌也比较多样。

各类品牌都有各自的特点和优势，也都有它的不足。患者可以根据自己的需求和经济能力，以及医生的建议来选择。

十、充电和不可充电的脑起搏器该怎么选择

不管是进口脑起搏器，还是国产脑起搏器都分充电和不充电两款。患者该怎么选择呢？其实，这与脑起搏器的特点相关。可充电的脑

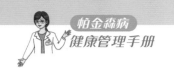

起搏器可以使用 15～20 年，所以，植入一次后帕金森病患者就可能受益 15～20 年。当然，不充电的脑起搏器也有它的优势，患者不需要总惦记着充电，每天能减少一些充电的负担。所以可以根据患者自己的爱好、生活习惯，选择充电或不充电的脑起搏器。

不论是充电的还是不充电的，进口的还是国产的，目前来看，这些脑起搏器的治疗效果都是一样的。

十一、脑深部电刺激手术后患者的症状会完全消失吗

脑深部电刺激手术后，患者的部分症状会出现改善，我们称为"微毁损"，这种效果一般持续 2～4 周。启动脑起搏器，可以持续地改善帕金森病患者症状，甚至有些症状会消失。一般来说，震颤、僵直、行动缓慢和平衡症状，改善的时间有些不同。例如，震颤、僵

直这两大症状在脑起搏器开机后十几秒到几分钟就能得到改善。缓慢和平衡症状可能需要几天或几个月的时间，或者更长时间。有些症状如冻结步态，由于该症状可能不仅仅是运动症状，还涉及心理问题，这时需要一个更长久的过程来慢慢改善。

现在脑深部电刺激手术不仅能治疗帕金森病，还能治疗其他疾病，比如肌张力障碍、抽动症、梅杰综合征、阿尔茨海默病等。但是相较于帕金森病患者植入后立竿见影的效果，这些患者的症状在脑深部电刺激手术后，有些不会立即见效，需要一个长期的治疗过程，例如肌张力障碍的症状改善可能需要术后几个月到一年的时间。

十二、为什么脑深部电刺激手术后要等半个月才能开机

很多患者做完手术后在脑起搏器没有开机

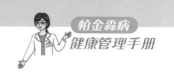
的情况下，发现自己的症状已经得到改善。其实，这是脑深部电刺激手术的微毁损效应。医生把电极放在患者脑内相应的核团，在位置非常好的状态下，其实对患者的神经元起到了一定的改善作用。一般这种微毁损效应会持续两周左右，所以，医生会在手术后 2～4 周，等微毁损效应消失，患者的症状全部恢复到术前状态时，再来到医院开机并做术后管理。

十三、脑起搏器植入后可以工作多少年

脑起搏器植入以后，由于使用的电池不同，可能会导致工作的年限不同。工作年限指的是电池的使用年限，不是患者脑内的电极工作年限。脑起搏器可以持久使用，但是它的电池和手机电池一样，到了一定的时间需要更换。

目前，不可充电的电池电量够用 4～6 年。4～6 年以后电量耗尽需要通过手术更换新的

电池，才能保证脑起搏器继续控制症状。

随着治疗的规范，帕金森病患者的寿命越来越长，可充电电池的使用年限为 15 ~ 20 年，这样可以使患者的生活质量更高，尽量减少更换电池这样的外科手术。

十四、如果有新的技术出现，脑起搏器是否能够摘除

脑起搏器是一种可调、可控、可逆的治疗方法。目前帕金森病患者达到摘除电极状态的比较少，但是有些疾病可以在治疗一段时间后把脑起搏器摘除。比如患抽动症的人群，在疾病非常影响生活时，可以植入脑起搏器，来改善患者大喊大叫或是肢体抽动的症状。随着疾病的治疗症状得到改善，在恰当的时候可以将患者的脑起搏器摘除，此时他依然可以回归健康的生活状态。

如果以后有比脑起搏器更好的治疗方式，

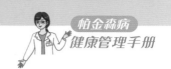

帕金森病患者是可以摘除脑起搏器的。除了帕金森病本身对患者大脑造成的伤害，脑起搏器不会对患者的大脑造成损伤，这是脑起搏器最大的优势。

十五、脑深部电刺激手术复杂吗

1987 年，法国 Benabid 教授研发出脑深部电刺激手术，并在国际上开始使用，目前已经历了 30 多年的临床应用。该手术属于微创手术，只需要在患者头上钻两个小孔，把一个圆珠笔芯大小的电极放进去即可。

脑深部电刺激手术中有一个很关键的步骤叫作定位，定位能帮助医生准确地找到大脑核团中导致震颤或僵直的部位，让医生做精准刺激。在整个手术过程中，定位大约需要半个小时，定位后放置脉冲发送器大约需要 2 个小时，放置后还有一些缝合的过程。所以，整个手术需要 3~4 个小时。

一般而言，脑深部电刺激手术比较安全，但是也不能完全排除并发症。建议患者在接受手术前，与医生充分沟通，了解手术注意事项。

十六、脑深部电刺激手术后患者还需要服药吗

脑起搏器主要用来改善帕金森病的运动症状，以及服用药物后出现的运动并发症。对于焦虑、抑郁和睡眠问题，脑起搏器无法改善。所以帕金森病患者即使做了脑起搏器手术，依然需要服用少量药物。手术后，医生会按照病情进行相应的药物调整，减少患者的服药剂量。

十七、哪些帕金森病患者适合脑深部电刺激手术治疗

以下帕金森病患者可考虑做脑深部电刺激手术。

（1）脑深部电刺激手术只适用于原发性

帕金森病，继发性帕金森综合征和叠加性帕金森综合征等都不适合做脑深部电刺激手术。

（2）患者年龄最好在 75 岁以下，超过 75 岁手术风险会加大。

（3）手术时机很重要：一般在帕金森病患病 4～6 年以后，是手术比较好的时期。如果过早手术会错过药物的"蜜月期"，但是如果在药物"蜜月期"后没有及时接受脑深部电刺激手术治疗，等到疾病发展到中、晚期再进行手术，手术后症状的改善没有预期那么好。

十八、做脑深部电刺激手术前，患者要做哪些检查

做脑深部电刺激手术前，患者需要做如下这些检查。

（1）常规检查：包括心电图检查、胸部 X 线检查、血液检查、头颅磁共振检查等。

（2）术前评估（左旋多巴急性冲击试

验）：脑深部电刺激手术的效果和左旋多巴急性冲击试验有一定的相关性。一般而言，如果左旋多巴冲击试验结果显示，患者服用多巴丝肼片后症状改善大于 30%，则患者手术后的效果相对会好些；如果改善率低于 30%，则患者可能不是患有原发性帕金森病，植入脑起搏器可能达不到理想效果。左旋多巴急性冲击试验的目的是明确患者是否为原发性帕金森病，目前可以使用这种方法来预判患者是否适合手术以及术后的效果。

（3）术前评估（认知评估）：医生在术前还需要对患者进行认知评估，对于有严重认知问题的帕金森病患者，可能不适合做脑深部电刺激手术。

所有术前评估的目的是要对患者做一个全面的了解。了解患者的症状是以震颤、僵直还是行动缓慢为主；患者处于 Hoehn-Yahr 分期中哪个阶段；患者的冻结步态是什么样的状

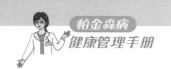
态，平衡问题怎么样等。

脑深部电刺激手术以后，患者会开启应用新的治疗方式，医生会以术前的评估结果为基础，帮助患者改善生活质量，让患者术后效果更理想。

十九、当患者有幻觉，精神状态不佳时，适合安装脑起搏器吗

帕金森病患者在中、晚期可能会出现认知问题。在手术前医生会评估这类患者的认知问题或幻觉是由什么造成的。有些帕金森病患者使用金刚烷胺后可能会出现幻觉，使用盐酸苯海索后也可能会出现一些认知问题。如果是药物造成的认知问题，通过停药或减药，认知问题可能会消失。那么，这类患者做脑深部电刺激手术不受影响。

对于患病时间长，疾病已经发展到中、晚期，影响了掌管情绪的边缘系统进而出现幻觉

或认知问题的患者，此时不建议做脑深部电刺激手术，即使进行手术，术后恢复可能也并不理想。

二十、错过了手术的最佳时机，患者还有必要做手术吗

有些患者了解脑起搏器手术时已超过手术年龄，如果他的身体状态依然很好，而且对提高生活质量的欲望也非常强烈，医生会客观地评估患者，如果家属理解，患者也强烈要求并且对术后效果能有客观的理解，此时，医生可能会为患者实施手术。当然，原则上医生建议患者在最佳时期做手术。

二十一、同为帕金森病患者，为何脑深部电刺激手术效果会不一样

影响帕金森病脑深部电刺激手术效果的原因主要分为以下三类。

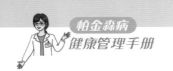

（1）疾病诊断和帕金森病症状：手术对于原发性帕金森病并且药物反应良好的患者效果比较明确；若患者为多系统萎缩的帕金森叠加综合征则效果不佳。此外，对于帕金森病不同的症状，术后改善情况也不同。震颤、僵直、行动缓慢改善较好，冻结步态、平衡障碍改善需要较长时间。

（2）术中精准定位：脑深部电刺激手术要非常精准地把治疗电极植入患者颅内最适合的位置，如果出现位置偏移，会直接影响手术效果。

（3）术后程控：程控对于手术后的效果非常关键，是一项很重要的工作。医生植入患者颅内的电极有4个或8个触点，未来可能会增加到16个触点。程控不仅仅是参数的调整，需要医生了解疾病、电极植入的位置、患者的药物服用情况。例如，由于每个电极触点所处大脑解剖位置不同，所代表的效果不同，负责程控的医生，对于触点的选择要有很丰富的经验。选用不同的触点，症状的改善也不同。对于刺激量，也需要根据患者疾病状态个体化给予参数，过多或是过少，都可能达不到理想的效果。

二十二、脑深部电刺激手术后有哪些注意事项

脑深部电刺激手术后的注意事项如下。

（1）脑深部电刺激手术后，在没有开机前，患者需要继续服用药物。

（2）患者接受脑起搏器手术后会立即感觉到症状较术前有明显减轻，这种情况一般会持续2~4周。随着微毁损效应逐渐消失，术前的症状会继续出现。症状出现后患者不要惊慌，因为这时可来医院启动脑起搏器，就可以开始真正的治疗。

（3）帕金森病患者在接受手术后，要注意增加颈部活动。因为患者颈部有一条延长

线，经常活动有助于它的延展。延长线得到充分延展后，能避免患者在活动颈部时产生不适感。

二十三、脑深部电刺激手术后，生活上要注意什么

老款脑起搏器对患者日常生活有较高要求，不能接近微波炉、电视机这类带磁场的物品。目前新型脑起搏器对患者的日常生活几乎没有任何影响，如坐火车、坐飞机、过安检门等都不需要担心。

脑深部电刺激手术后，不建议患者进行篮球、羽毛球等有牵拉的剧烈运动，但是患者可以进行慢跑、打太极拳等活动。

二十四、脑起搏器植入后，程控多久才能达到最佳的治疗状态

脑起搏器植入 2~4 周后，医生就会为患

者开机，正式开启长期治疗。第一个阶段叫初次程控，也就是脑起搏器植入开机后的第一次程控。初次程控需要医生做大量工作，包括询问病情，检查开机之前患者的疾病状态，了解高血压、糖尿病等基础疾病，检查患者是否有其他身体上的异常等。因为帕金森病患者术后是一个长期的管理过程，医生在开启脑起搏器长期治疗方式之前，需要对患者的疾病状态、身体状态，病程有全面地了解，以给予患者最适合的参数。

初次程控后，患者如果感觉效果很好，没有任何不适，回家后需要一个月后到医院进行复查；如果在居家期间患者明显感觉身体不适，可以及时联系医生，说明情况。如果不方便到医院，可进行远程程控。电子药物和我们平时吃的化学药物差不多，都需要一点点从小剂量尝试性地增加。一般在半年左右，化学药品和电子药品两者之间会达到平衡状态，患者

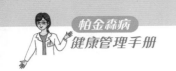
疾病也能调整到一个稳固状态，也就是最佳的治疗状态！

二十五、什么是远程程控

远程程控是指医生利用网络平台实现程控的过程。患者无论在世界任何地方，只要能接入 4G 及以上网络，医生就能在音视频的帮助下调节埋置在患者体内的脑起搏器的参数，从而轻松实现改善患者运动障碍症状的目的。

二十六、每年都需要程控吗

由于帕金森病是一种神经退行性疾病，随着疾病的进展，患者的症状会再一次出现。疾病进展的速度因人而异，程控的次数按照患者个人情况而定。如果患者病情稳定，每次出现的都是一些小症状，这时可以一直选择远程程控，按照症状来确定远程程控的频次。原则上医生会要求患者 1~2 年面诊一次。如果患者出现一些复杂的症状，这时建议患者及时面诊。

二十七、远程程控安全吗？患者需要做哪些准备

远程程控由一套专业的医疗网络系统来完成，目前全国各个地区都在使用。覆盖 4G 以上网络的地方都可以使用远程程控系统。经过多年、多点使用证实，远程程控系统是安全的，患者可以放心使用。

远程程控前，患者需要做如下几项准备。

（1）患者需要在手机上下载一个专业的程控 App，然后根据医生的指示登录。

（2）患者所处环境需要网络连接良好、稳定。

（3）患者所处环境需要光线充足、宽敞明亮，方便医生在程控时能准确地观察患者的整体状态。

（4）在远程程控前，请勿服用帕金森病

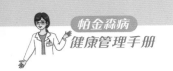

治疗药物。

（5）在远程程控前，建议患者尽量把自己的症状写下来，方便医生能更好地了解病情。纸质等记录也可以提醒患者，不会漏掉一些症状忘记和医生沟通。

（6）患者在远程程控完毕后，需要及时服用帕金森病治疗药物，这样有利于医生观察程控以后化学药物和电子药物之间搭配的可行性和有效性。

二十八、初次程控，患者需要准备什么

进行脑起搏器开机初次程控时，患者需要配合医生做以下 3 件事。

（1）前一顿的药尽量不服用：因为医生要知道患者开机前没有化学药物控制的整体状态，以便在调控时给予合适的参数。需要一位对患者疾病和服药情况了解的家属陪伴，方便医生更详细地了解患者的整体情况，为初次程

控和以后的常规程控作参考。

（2）医生会为患者做一些测试：测试的目的是找到最好的触点，释放最合适的电子药物剂量，控制患者的相应症状。这个过程用时会相对比较久，需要患者做好心理准备，耐心地配合医生。

（3）患者常规服用的药物要随身携带：初次开机程控结束后，遵医嘱把平时吃的药物再吃上，等待 30 ~ 40 分钟，医生会在这段时间观察患者电子药物和化学药物之间搭配是否契合，如果出现问题，要及时调整药物。

二十九、常规程控，患者需要准备什么

帕金森病患者初次开机以后的一个月、半年、一年、两年，需要到医院程控时，做好如下几点。

（1）程控前尽量不要吃药，最好是在没有药效的时候见医生。

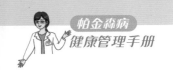
（2）见医生之前，最好记录下植入脑起搏器后，哪些症状得到改善，哪些症状没有改善。化学药物对症状的改善效果如何；有没有睡眠问题等。只要是与疾病相关的问题，记录得越详细越好，方便医生更快、更准确地了解患者情况，制定最优的程控方案。

（3）随身携带常规服用的药物，程控结束后，遵医嘱把平时吃的药物再吃上，等待30～40分钟，医生会在这段时间观察患者电子药物和化学药物之间搭配是否契合，如果出现问题，要及时调整药物。

第五章
帕金森病康复及居家照料

一、帕金森病治疗期间，居家环境需要改变吗

帕金森病患者居家环境需要特别注意，地面上不能有太多水渍，地板不能太滑，地面颜色尽量单一，防止患者眼花踏错、摔倒；厕所建议安装可扶把手，避免患者摔倒；床边安装围栏，防止因为快速眼动期睡眠障碍导致的坠床。

如果居家环境安全不到位，帕金森病患者跌倒，可能造成骨折，影响活动。久卧在床会加重帕金森病患者的病情。

二、帕金森病患者需要康复治疗吗

康复治疗对帕金森病患者来说很重要，

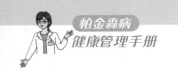

并且需要贯穿疾病的始终。帕金森病患病的主要因素是多巴胺能神经元的丢失。在疾病初期患者坚持做康复运动，可以使多巴胺增加，进而改善震颤、僵直、行动缓慢、睡眠等疾病症状。

当疾病发展到中、晚期，患者出现肌肉变形、脊柱变形、冻结步态时，坚持做康复运动，可以使这些症状得到改善，并且能一定程度上延缓疾病进展。

所以，对于帕金森病患者来说，康复治疗非常关键！

三、针对帕金森病的康复治疗有哪些

在疾病初期，患者需要调整好心态，正确面对疾病。帕金森病并不是绝症，通过正规的治疗，患者可以像健康人一样工作和生活。患者可以做瑜伽、打太极拳、练习八段锦等舒展性运动，这些运动有助于延缓病情，提高生活质量。当疾病到了中、晚期，患者可能会出现冻结步态、吞咽问题、语言障碍、高低肩等症状。这时建议患者到正规的康复医院，寻求康复医生的指导。经过医生的专业指导后，再回家慢慢练习。

四、如何把握康复治疗的"度"

帕金森病患者的康复治疗需要量力而行。因为患者康复治疗的目的不是成为一名专业的运动员，而是追求身心愉悦，让大脑产生多巴胺，改善运动症状和非运动症状。因此，建议患者在不伤害身体的情况下量力而行，如果无法掌握运动量，可以咨询自己的主治医生，或者咨询当地正规医院的康复科医生。

五、作为帕金森病患者家属，日常生活中要注意些什么

作为帕金森病患者家属，日常生活中要注

意以下这些因素。

（1）不要把患者当成孩子去照顾。帕金森病患者在力所能及的情况下，该做的事情尽量自己去做，发挥个人价值。

（2）由于疾病的原因，患者会表现出暴躁、抑郁等不良情绪，家属的关心和理解对帕金森病患者极为重要。

（3）家属在日常生活中要做好提醒作用，提醒患者按时吃药，按时完成日常运动。

六、运动对帕金森病有什么作用

运动对于帕金森病患者来说非常重要。因为帕金森病是由于多巴胺能神经元凋亡形成的，而患者在运动时可以产生多巴胺。所以，无论在疾病的初期还是中、晚期，都不能忽视运动的重要性。

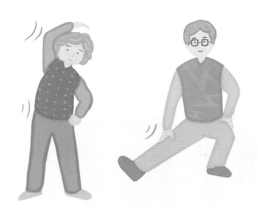

七、居家期间，饮食有什么需要注意的地方

因为治疗帕金森病的药物和部分食物有一定的冲突性，所以患者在饮食上需要特别注意。

（1）乳制品、蛋、肉、豆制品等蛋白质含量较高的食物，不建议与左旋多巴类药物同时服用，会降低左旋多巴的疗效。

（2）奶类含有丰富的钙质，对容易发生骨质疏松症和骨折的老年帕金森病患者来说，每天喝一杯牛奶是补充钙的好办法。但是牛奶

中的蛋白质成分可能对左旋多巴类药物有一定的影响，为了避免影响用药效果，建议患者晚上睡前喝牛奶。

（3）肉类应限量，选择精瘦的畜肉、禽肉或鱼肉，尽量不吃肥肉、荤油和动物内脏。

（4）补充充足的水分，建议每天喝水800～1 000毫升。充足的水分有助于新陈代谢，促使尿液排出，减少膀胱和尿道细菌感染概率。同时，能软化粪便，防止便秘。帕金森病患者也可以每天适量饮用绿茶和咖啡，对疾病有一定的益处。

八、帕金森病患者为什么要警惕骨质疏松症

由于疾病的原因，患者会出现肢体僵硬、行动缓慢、冻结步态等症状，这些都是摔倒的高危因素。而帕金森病患者主要以中老年人为主，疾病因素加上运动量减少，使得帕金森病患者更容易发生骨质疏松症。有骨质疏松症的

帕金森病患者摔倒后更容易出现手腕、手臂或肋骨骨折等。因此，日常生活中预防骨质疏松症是十分重要的。中老年人可以通过以下措施预防骨质疏松症。

（1）加强营养，建议摄入富含钙、低盐和适量蛋白质的均衡膳食。

（2）充足日照，补充钙剂和维生素 D。

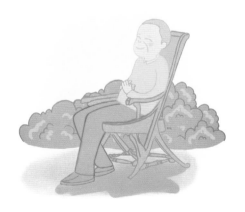

（3）增加户外运动，加强锻炼。

（4）戒烟、限酒，避免过量饮用咖啡及碳酸饮料。

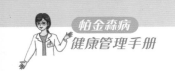
如果已经发生了骨质疏松症，建议您到内分泌科就诊，寻求医生的帮助。

九、帕金森病患者经常便秘怎么办

养成每天定时大便的习惯。每天定时大便可以减少大便在肠道内停留的时间，避免粪便脱水变硬，引起排便疼痛。建议帕金森病患者多锻炼，长时间不运动更容易出现便秘的症状。

此外，饮食上需要摄入充足的膳食纤维。膳食纤维可以在肠道内吸收水分，促进肠道蠕动。建议患者多吃蔬菜和水果等富含膳食纤维的食物。患者还应该多喝温开水，预防便秘。

严重便秘的患者需要咨询专业的医生，尽量不要自行使用药物。

十、帕金森病患者排尿增多是怎么回事

帕金森病患者出现尿频、尿急，可能有两大原因。

（1）帕金森病患者症状没有得到改善：患者在"剂末"时，药物不起效，此时会出现焦虑、抑郁等非运动症状，表现为自己总想去厕所。

（2）与帕金森病患者中、晚期时出现泌尿系统感染有关：对帕金森病患者来说，如果出现尿频、尿急等症状，需要及时去医院寻求医生的帮助。

十一、帕金森病患者出现腿肿怎么办

在疾病中、晚期，帕金森病患者的循环功能较差，加之服用了金刚烷胺或盐酸苯海索等药物，进一步加重了水肿或者青斑的形成。出现腿肿后应及时与医生沟通，调整药物。药物调整后，这些症状会逐渐消失。

十二、帕金森病患者摔倒了怎么办

如果帕金森病患者不小心摔倒了，不要马上爬起来，而是要缓慢地、试探性地起身。在

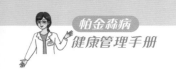

整个过程中，要注意感觉自己的身体是否有异样或异常的疼痛。如果只是轻微擦伤，可自行处理；如果身体出现异常疼痛，要及时拨打急救电话，或者请求身边人的帮助，尽快就医。

十三、帕金森病患者，出现吞咽困难怎么办

在帕金森病中、晚期，除了肢体僵直，患者的咽喉部肌肉也是僵直的，这会导致患者出现吞咽困难。由于吞咽困难，患者进食会相应地减少，营养摄入降低，可能造成患者免疫力低下，引起其他疾病。此外，患者吞咽困难很容易在吃饭时发生呛咳，引起窒息。所以，在患者出现吞咽困难时，家属一定要注意以下几点。

（1）不要做太硬、太干的食物。

（2）患者在进食时不要太着急，家属也不要催促。

（3）在药效比较好的时候进食，减少发生呛咳的风险。

（4）如果发生呛咳请及时使用海姆立克急救法，并拨打急救电话。

（5）如果条件允许，可以到正规医院康复科进行吞咽、发声等方面的康复训练。

十四、帕金森病患者吃饭手抖怎么办

患者手抖或者手不灵活，使用筷子不方便，初步判定是药物剂量不够影响了生活质量。发生这种情况时，需及时就医，医生会调整患者的服药剂量，增加多巴胺受体激动剂或复方左旋多巴的剂量。

当药物剂量适当时，如果患者使用筷子仍然不方便，可尝试改用勺子进食，喝水时使用吸管。目前市面上有防颤抖的勺子，可以帮助患者顺利进食。

除了药物和辅助用具，如果患者已经到达手术的最佳时期，可以通过脑深部电刺激手术改善症状。

十五、睡觉常做噩梦怎么办

睡眠障碍是帕金森病常见的非运动症状。噩梦或生动的梦境，在睡眠中大喊大叫、拳打脚踢等均是快速眼动期睡眠障碍的表现。治疗上可以给予褪黑素或小剂量氯硝西泮有一定的效果。

十六、夜间翻身困难怎么办

夜间翻身困难是疗效减退的一种表现，需要咨询专业医生，加用左旋多巴、多巴胺受体激动剂或儿茶酚-O-甲基转移酶抑制剂。

十七、患病后小便失禁怎么处理

大部分帕金森病的治疗是从药物治疗开始的。而长期使用某些药物会导致患者控制排尿的膀胱括约肌松弛，进而引起小便失禁。此外，尿路感染、运动太少、新陈代谢失常，利尿和镇静剂的使用等，也会导致小便失禁。小便失禁会给患者带来很大的精神压力。若条件允许，家人或看护者可将成人尿片铺在床上，缓解患者的精神压力，保证患者及家人的生活质量。

十八、帕金森病患者为什么会产生幻觉

帕金森病患者出现幻觉，主要有以下 3 种原因。

（1）帕金森病本身发展到了一定的阶段，与药物无关。在疾病早期，患者即使服用了较大剂量的帕金森病治疗药物，一般也不会出现幻觉。当疾病发展到中、晚期，患者就容易出现幻觉。这说明幻觉的出现与病情的发展密切相关，属于不可控因素。

（2）幻觉的出现与服用较大剂量的药物相关，减量后症状减轻或消失。在这种情况下，建议减少药物品种和剂量。

（3）患者长期饮食异常，导致水电解质

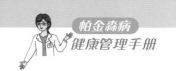
失衡，进而引起幻觉。此时，要及时纠正水电解质平衡障碍。

如果上述措施效果不理想，或减少药物剂量后导致运动症状加重，需要考虑应用抗精神病药。

值得注意的是，由于患者自己可能无法察觉症状的发生，或者不愿意告诉他人相关情况，这时家人或者看护者需要注意观察，只要发现患者行为异常，应该及时告知医生。存在幻觉或错觉的帕金森病患者，往往会令照看者身心疲惫，所以，家属和看护要学会自我调节，在照顾好患者的同时，自己也要维持良好的心态。

十九、帕金森病为什么会引起头痛，如何治疗

帕金森病患者出现头痛比较少见。出现头痛，一方面可能与帕金森病肌肉僵直，头颈肌张力增高有关；另一方面，可能是帕金森病患

者大脑中多巴胺异常引起的偏头痛。

针对头痛，以对症治疗为主，给予患者止痛药。若症状无法缓解，则需要调整治疗帕金森病的药物。尤其是对于肌张力增高引发的帕金森病疼痛，建议在医生的指导下增加左旋多巴的总量，改善肌肉僵硬，缓解疼痛症状。

二十、帕金森病患者饮食应该注意什么

帕金森病患者应该尽可能维持均衡饮食，多吃杂粮、蔬菜、瓜果，尽量少吃动物脂肪，适量补充奶类和豆类，防止骨质疏松症。可多进食以下食物。

（1）每日摄入足够的膳食纤维和水，防止便秘。

（2）多食用富含硒的食物如蚕豆、绿茶、红葡萄酒，水产品中的鱼类和虾类，素菜中的豌豆、大白菜、南瓜、萝卜、韭菜、番茄等。

（3）高蛋白质饮食会影响左旋多巴的药

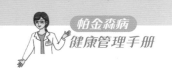

效，建议在餐前或餐后 1 小时服用左旋多巴类药物。

二十一、帕金森病患者需要吃补品吗

帕金森病患者正常饮食即可，无须进补。需要注意以下几点。

（1）国家从来没有审批过任何可以"辅助治疗帕金森病"的保健食品。如果有食品或者保健品宣称可以"治疗帕金森病"，大家不要上当受骗。

（2）帕金森病患者由于运动障碍容易出现骨质疏松症，建议患者多晒太阳，补充足钙和维生素 D。

（3）患者的日常饮食中应增加叶酸的供给或服用叶酸补充剂。美国学者研究发现，对于有帕金森病家族史的患者和健康者，每日补充 400 微克（μg）叶酸，对于保持大脑黑质功能和修复已受损伤的神经细胞是有益的。

二十二、帕金森病患者是否可以长期饮用黑咖啡

广泛存在于咖啡、浓茶和软饮料中的咖啡因或有助于控制帕金森病运动障碍。在一项有关 61 名帕金森病患者的研究中显示，接受咖啡因辅助治疗的患者运动症状的改善明显优于对照组，提示咖啡因可以作为帕金森病的辅助治疗方案加以研究开发，从而有助于减少患者的用药量。

虽然咖啡确实有助于辅助治疗帕金森病，但是作用很弱，而且并非对每个患者都有效，所以不要指望喝咖啡可以代替吃药。另外，长期饮用咖啡会引起神经兴奋，导致患者晚上失眠。而睡眠障碍正是帕金森病的非运动症状之一，对于出现睡眠障碍的患者建议少喝咖啡等刺激性强的饮料。

至于咖啡对于药物的影响问题，帕金森病治疗药物种类较多，目前尚无证据表明咖啡会

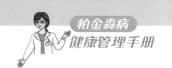
影响药物在体内的吸收和作用。如果仍然担心，建议在服药前后尽量不要饮用咖啡。

二十三、帕金森病患者是否可以适量饮酒

不建议帕金森病患者饮酒。因为酒精会对神经系统产生损害，也会影响药物的吸收，进而加重病情。甚至有一些患者偶尔为了饮酒故意不服用药物，没有药物的控制，会导致疾病加速进展。所以，对帕金森病患者来说要限制饮酒，包含酒精饮料。

二十四、帕金森病患者食欲不佳，不想吃东西怎么办

很多帕金森病患者由于疾病的影响，不想吃东西，对食物的兴趣不大。作为患者家属应着力培养患者的饮食兴趣，尽量把餐食做得多样化，与患者一起进食，在轻松愉快的气氛中进餐可以促进患者的食欲。

需要注意的是，患者的食欲不佳有可能是焦虑、抑郁或帕金森病治疗药物所致，这时建议先和医生取得联系，找到问题所在，做有针对性的治疗。

二十五、帕金森病患者能开车吗

帕金森病患者在接受药物治疗后，如果大部分症状得到缓解，震颤、肌强直以及运动迟缓得到有效控制，是可以开车的。但是不建议症状缓解不明显，或症状较重、Hoehn-Yahr 分期较高的患者开车。

此外，由于多巴胺受体激动剂可以引起少数患者出现发作性睡眠。发作性睡眠是指除了正常睡眠，可在任何时间或场所（如行走、谈话、进食和劳动中）入睡，不可自制，每次持续数分钟至数小时，可一日数发。如果这时开车，将十分危险。因此，在早期加服多巴胺受体激动剂时，建议患者不要开车，避免发生意外。

第六章
谣言粉碎机

一、吃猫豆可以治疗帕金森病

鳌豆（俗称"猫豆"）本身是左旋多巴类药物的原料，但是不建议患者私自食用。因为患者服用的复方左旋多巴类药物，是经过多次临床试验安全可靠的药物。但是食用猫豆，患者很难把控剂量，服用过量会出现中毒反应；服用量不足控制不了病情，反而加快疾病发展。

二、帕金森病是绝症

帕金森病不是绝症，它与糖尿病、高血压一样都是慢性病。目前很多方法可以让帕金森病症状得到有效控制。疾病早期，患者可以使用药物控制疾病；疾病中、晚期，患者可以选择做脑深部电刺激手术来改善帕金森病症状。

三、帕金森病会遗传给孩子

在帕金森病患者中，只有约 5% 的人有家族遗传史，95% 的患者是散发性的病例。换言之，就算家中有帕金森病患者，他的子女也不一定会遗传得病。当然，如果确实担心，建议选择正规医院进行遗传基因检查。

四、帕金森病会自愈

帕金森病是一种常见的慢性进展性神经系统变性疾病，具有高度异质性，不同患者疾病进展的速度不同。目前尚不能自愈，也不能治愈。

五、肢体震颤就是帕金森病

肢体出现震颤不一定都是帕金森病。帕金森病的肢体震颤叫作静止性震颤，有其独特的

表现：它是在患者静止状态下发生的，这种震颤有一定的频率，一般为 4～6Hz。

特发性震颤也是以震颤为主，但是与帕金森病的静止性震颤不同，它是活动性震颤。换言之，这种震颤只有当患者吃饭、写字，或者做一些动作的时候才会出现。

除了特发性震颤，帕金森综合征、心因性震颤、生理性震颤等，都会出现震颤表现。如果出现肢体震颤，要及时到医院的神经科就诊，进行专业的鉴别诊断。

55检

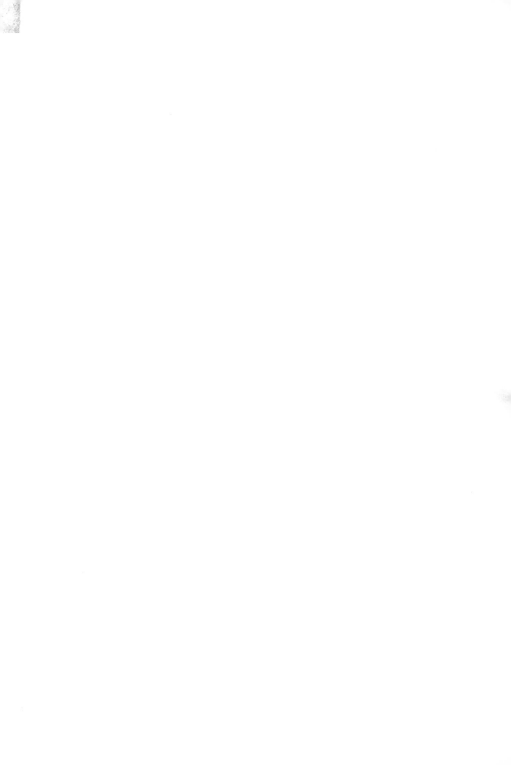